药检系统实验室文件化管理体系建立与维护

主　编　张河战　肖　镜

科学出版社
北　京

内 容 简 介

本书在调查药检系统实验室管理体系文件系统基本情况与文件控制工作现状的基础上，参照国内外实验室质量管理规范性文件中关于管理体系文件的相关要求，结合药品检验实验室文件系统建立与文件管理工作的实践经验，同时参考国际先进药品检验机构的管理体系文件样本和公开发表的有关实验室文件控制的专业论文等文献资料，对药检系统实验室文件化管理体系的建立与维护进行了详细分析和系统化论述。内容涵盖药检系统实验室管理体系文件的组成及架构方式、编写要点、文件控制的流程与工作方法、如何实施电子化文件控制等方面。另外，还提供了文件控制相关管理文件编写示例，便于读者结合所在单位情况进行实践。

本书适用于各级药检实验室，可作为实验室管理体系文件策划与建立、文件编写及文件控制等工作领域的实用工具书。

图书在版编目（CIP）数据

药检系统实验室文件化管理体系建立与维护/张河战，肖镜主编. —北京：科学出版社，2018.12

ISBN 978-7-03-060212-1

Ⅰ.①药… Ⅱ.①张… ②肖… Ⅲ.①药品检定－实验室管理－管理体系 Ⅳ.①R927.1-33

中国版本图书馆 CIP 数据核字（2018）第 292149 号

责任编辑：丁慧颖/责任校对：张小霞

责任印制：赵 博/封面设计：陈 敬

科学出版社 出版

北京东黄城根北街 16 号

邮政编码：100717

http://www.sciencep.com

新科印刷有限公司 印刷

科学出版社发行 各地新华书店经销

*

2018 年 12 月第 一 版 开本：720×1000 1/16

2018 年 12 月第一次印刷 印张：7 1/4

字数：136 000

定价：42.00 元

（如有印刷质量问题，我社负责调换）

《药检系统实验室文件化管理体系建立与维护》

编写人员

主　编　张河战　肖　镜

副主编　陈　旻　廖　斌

编　委　（按姓氏笔画排序）

王　青　王　迪　王冠杰　冯克然

巩　薇　刘　巍　李　健　李丽莉

张　洁　项新华　赵　霞

前　言

实验室检验是药品质量控制的重要手段。《中华人民共和国药品管理法》中规定："药品监督管理部门设置或者确定的药品检验机构，承担依法实施药品审批和药品质量监督检查所需的药品检验工作"，在《中华人民共和国药品管理法实施条例》中又对国家级药品检验机构、省级（包括自治区、直辖市）药品检验机构和市级食品药品检验机构的设置和规划有所规定。另外，还指明"国务院和省、自治区、直辖市人民政府的药品监督管理部门可以根据需要，确定符合药品检验条件的检验机构承担药品检验工作"。这些机构就是我国的药检系统实验室（以下简称"药检实验室"）。药检实验室所出具的检验检测报告的可靠性和准确性直接影响国家对药品质量的控制。为保证所提供的检验检测服务的质量，药检实验室基本上都依据国家认证认可监督管理委员会的《检验检测机构资质认定评审准则》（简称"认证准则"）和《食品检验机构资质认定条件》（业务领域适用时）、中国合格评定认可委员会（CNAS）的《检测和校准实验室能力认可准则》（简称"认可准则"）以及相关法律法规建立了文件化的管理体系。在国内认证认可的基础上，中国食品药品检定研究院（简称"中检院"）自 2010 年开始接受世界卫生组织（WHO）的认证检查，在管理体系中引进了 WHO《药品质量控制实验室良好操作规范》（简称"WHO GPPQCL"）等国际先进实验室质量管理理念和要求。在推进实验室管理与国际接轨的实践中，我们更加深刻地体会到，管理体系文件是管理体系存在的基础和证据，文件系统建立与维护的水平对于管理体系的有效和平稳运行起着决定性的作用。

为了促进药检实验室管理体系文件化水平的提高，推动全国药检实验室管理体系的持续改进与不断完善，中检院中青年发展研究基金项目资助了药检系统质量管理领域的研究课题——"药品检验机构实验室管理体系文件控制通用要求的研究"。课题调研发现，目前，一些药检实验室虽然具备了指导工作的文件，但管理体系文件仍存在系统性差、覆盖不全、内容空泛、可操作性不强、文件形式规范性差等多种问题。针对所发现的问题，课题研究中分析总结了管理体系文件系统建立与文件管理工作中积累的实践经验，参考学习了一些国际先进药品检验机构的管理体系文件样本、《质量管理体系文件指南》（GB/T19023—2016）等质量管理标准文件，以及有关实验室质量管理的专业论文等文献资料，对国内、外认证认可准则及规范性文件中有关管理体系文件及文件控制的要求进行了比较研究，最终结合药检系统实验室的业务特点，形成了针对药检实验室管理体系文件控制的系统化的研究报告。研究报告中依次阐述分析了管理体系文件的基本要求、文件系统的组成及架构、实验室内部制订管理体系文件的编写要点、文件控制、如何实施电子化文件控制以及相关文件的编写范例等内容。

本书是在“药品检验机构实验室管理体系文件控制通用要求的研究”课题研究报告的基础上，组织药检系统内资深质量管理人员对报告进行了进一步的研讨与审订，对报告内容做了补充、修改与完善后编写完成的，适用于全国各级药检实验室，可以作为实验室管理体系文件策划与建立、文件编写及文件控制等工作领域的实用工具书，希望能够为药检实验室建立并完善符合国内认证认可要求，与国际先进实验室管理要求接轨的文件化的管理体系提供指导和参考，同时也希望能够促进药检实验室质量管理水平的整体提高。另外，基于领域与行业的共性，本书的内容对于医药卫生领域乃至其他行业检验检测机构实验室也具有参考借鉴价值。

目　　录

第一章　基本概念

一、管理体系文件的定义

文件是信息及其载体，文件可能承载在各种载体上，可以是硬拷贝或电子媒体，文件也可以是数字的、模拟的、摄影的或书面的形式。管理体系文件是描述管理体系的一系列文件。一个实验室的管理就是通过对实验室内的各个过程进行管理来实现的，因而需要明确管理对象、管理要求、管理的人员及其职责、实施管理的方法以及实施管理所需要的资源，把这些用文件形式表述出来，就形成了管理体系文件，也就是将管理体系文件化。

二、管理体系文件的作用

制订管理体系文件就是为实验室立法。建立并完善管理体系文件是为了进一步理顺关系，明确职责与权限，协调各部门之间的关系，使各项活动能够顺利、有效地实施，使管理体系实现高效运行。管理体系文件的作用主要体现在以下几个方面：

1. 实验室开展活动的法规

管理体系文件是指导实验室开展各项活动的法规，具有强制性，为保证服务质量、工作质量和检验检测报告的质量，全体人员都应该遵循并认真执行。

2. 达到质量目标的保障

管理体系文件中规定的各项活动都是为了达到检验检测质量要求，从而最终实现为顾客提供满意服务。保障质量、满足顾客的要求是管理体系文件的基本目标之一。通过建立并完善管理体系文件，给出最有效、最实际的达到质量目标的方法，界定好各种活动或过程所涉及的职责与权限，处理好各项活动间的接口，使得管理体系成为一个职责分明、协调一致的有机整体；通过执行文件，实现各项过程的规范化和可追溯性，从而保障预期目标的实现。

3. 对管理体系进行审核的重要依据

管理体系文件是实验室管理体系存在与运行的重要证据，在进行内部和外部的管理体系监督/审核活动，或在管理评审中评价管理体系是否符合管理规范的要求，是否有效、适宜、充分时，管理体系文件都是一个基本依据。

4. 人员培训工作的依据与保障

管理体系各项活动的开展都需要相应素质的人员来完成。管理体系文件是重要的培训教材，针对各类人员技能、素质的需求，确定培训内容，选择相适应的文件进行培训。

5. 管理体系纠正错误、持续改进的保障

通过将实际工作的开展情况与管理体系文件的要求相对照，发现管理体系中存在的问题并寻求改进机会，从而确定纠正/改进的目标；参照纠正/改进目标，可以评定纠正/改进措施的有效性；对于有效的纠正/改进措施，可以通过修订、完善管理体系文件将其固定成标准化的工作程序，以保证措施的持续有效性。

三、管理体系文件化的意义

实验室的管理是通过文件化的管理体系来实现的，管理体系文件是管理体系存在的基础和证据。管理体系文件的合理制订与使用，是管理体系平稳、有效运行的基础，对实验室的质量方针的实施、质量目标的实现和长远发展都具有非常重要的意义。对于一个实验室，如果没有一套比较完善的管理体系文件，就谈不上有良好的管理体系，所以在各项国内外实验室认证、认可活动中，管理体系文件往往都是审核的重点。在认证准则、认可准则和其应用说明以及WHO GPPQCL等国内、外认证认可文件中都做出了明确要求：药检实验室应将管理体系的政策、系统、程序、操作和指令形成文件，文件化的程度应能确保其检测/校准结果的质量，管理体系用到的文件应能被适用的人员方便获得，且有效理解并可操作。

四、管理体系文件的基本要求

实验室在建立管理体系文件时，为保证其充分性、有效性和适宜性，文件系统的架构和内容应重点关注系统性、协调性、唯一性、适用性和见证性等几方面要求。

1. 系统性

在设计管理体系文件架构时，应针对实验室管理体系的全部要素，明确要求，做出规定，系统化且条理清晰地制订各项文件，根据实验室的组织结构和实际工作情况，规划文件系统的层次与构架，各层次文件应合理分布。

2. 协调性

实验室内部制订的管理体系文件应与外部的法律、法规、技术标准及规范等相协调，内部制订文件之间应该保持内容的协调性，文件与文件之间的接口要清晰明确，避免职责不清或衔接不上的状况。

3. 唯一性

对于一个实验室，其管理体系文件应通过清晰、准确、全面、简洁的表达方式实现唯一的理解，对于同一个事项或活动不能出现相互矛盾的不同的文件同时存在和使用。

4. 适用性

编写管理体系文件时，应该本着“我写我做、我做我写”，“最简单、最易懂”的原则，由文件的执行者参与文件的制订，文件规定应该能保证在实际工作中的可操作性，文件内容的制订应始终满足各种外部规定、标准的要求以及实验室实际工作的需要，发现文件不适合的情况，应及时做出修改、调整。

5. 见证性

药检实验室作为为社会提供公正数据的机构，其数据具有作为法律证据的功能，因而应保证记录数据的文件具有充分的可溯性和见证性；另外，对管理体系运行过程进行记录的文件也应具备见证性，以便通过各项记录及时发现工作偏差情况以及管理体系的缺陷和漏洞，实现管理体系的不断完善和持续改进。

第二章　药检实验室管理体系文件的组成及架构

一、管理体系文件的组成

管理体系文件包括两大类：内部制订文件和来自外部的文件。

1. 内部制订文件

药检实验室内部制订的管理体系文件一般来说可以用包括质量手册（也称为"管理手册"）、程序文件、作业指导书或标准操作规范（以下简称 SOP）以及记录格式的四级文件结构来构建（文件系统的结构示意图见图 2-1）。

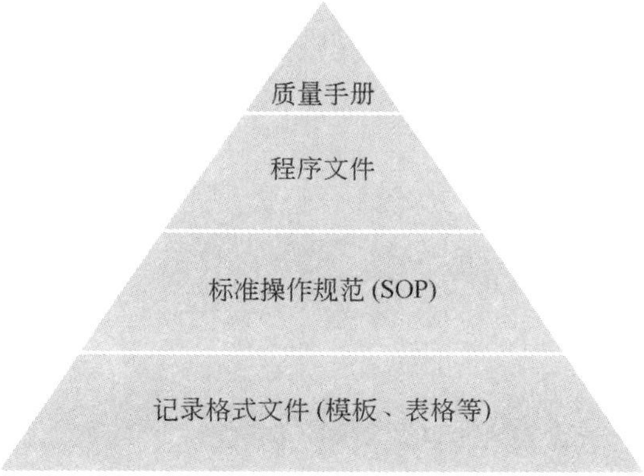

图 2-1　实验室内部制订管理体系文件结构示意图

（1）质量手册：是对管理体系做概括表述及指导管理体系实践的主要文件，是对实验室运行和管理提出原则性要求的纲领性文件。

（2）程序文件：是根据质量手册的要求，为达到既定的质量方针、目标而制订的程序和对策，对管理体系全部要素涉及的各个部门的活动做出描述、规定，使各项活动处于受控状态。程序文件是质量手册的支持性文件，使得手册中政策性和纲领性的要求得到展开和落实。

（3）SOP：是围绕质量手册和程序文件的要求，为有效地实施和完成某一活动中的每项工作所拟定的标准且详细的书面规程，是程序文件的扩展与细化。

（4）记录格式：记录是指阐明所取得的结果或提供所完成活动的证据的文件，可供识别、分析和追溯。而记录格式是用于记录管理体系所要求的数据的文件，对记录中应填写的内容和记录方式做出规定，记录格式文件是管理体系文件系统中最基础的部分。

各层级文件内容应与第一层文件——质量手册保持协调一致，对于流程、操作等的各项描述不能有悖于政策性、原则性要求。以上四级文件结构只是对于药检实验室管理体系文件系统结构设计的一般性建议，但不同药检实验室的规模大小、组织机构设置和实际运作情况不尽相同，为保证文件的实用性和执行效率，各实验室可以根据自身特点来规划文件结构，可以对文件层级进行适当简化、合并。例如：对于规模较小，业务范围相对简单，业务量相对较少的地市级药检实验室，支持质量手册的程序文件可直接包括在质量手册中，合并成一级文件；适用时也可以将记录格式文件纳入到其所相关的程序文件或 SOP 文件中去。

2. 外来文件

外来文件包括法律法规、规章规范、技术标准、客户提供的方法或资料、来自法定的管理机构或授权机构的工作文件以及外购的软件等，可以将其内容转换为内部文件来使用，也可以直接在工作中使用。

（1）法律法规：是药检实验室运行并开展相关业务应服从的国家层面的最基本的要求。例如，《中华人民共和国药品管理法》、《中华人民共和国药品管理法实施条例》、《中华人民共和国计量法》等。

（2）规章规范：是来自于法定管理机构或相关授权机构的有关管理规范和部门规章。例如，原国家食品药品监督管理总局的《药品注册管理办法》、《药品进口管理办法》、《生物制品批签发管理办法》，国家质量监督检验检疫总局的《检验检测机构资质管理办法》等。

（3）外来技术文件：包括技术标准、客户提供的方法或技术资料、仪器设备（标准物质、检测试剂盒）的使用说明书等，用来指导和规范实验室的技术活动。技术标准包括中外药典、国家标准、部颁标准、国家市场监督管理总局（原国家食品药品监督管理总局）和药典委员会颁布的新药批件及修订批件、地方标准、企业标准等，这些文件有成册的也有散页的。

（4）外来工作文件：主要指有关外部单位的来文、来函、通知等公文。例如，《食品药品监管总局关于印发国家药品计划抽验质量分析指导原则的通知》、《食品药品监管总局关于 2014 年国家医疗器械抽验产品抽样方案和检验方案的通知》等。

（5）外购的软件：指计算机系统的一些应用软件，用于实验室管理或检验检测。例如，Excel、仪器设备的操作软件等，也包括外部软件公司为实验室设计开发的一些计算机软件或操作平台，如实验室信息化系统（LIMS）、自动化办公系统和文件管理系统等。

二、内部文件与外来文件的关系

药检实验室的很多内部管理体系文件都应遵从外部文件要求而制订。例如：质量手册一般是将国家有关法律法规、《检验检测机构资质认定评审准则》、《检测和校准实验室能力认可准则》，以及其他一些行政管理机构的规章规范等相关外部文件中的要求，结合了实验室自身实际情况后转化制订成的实验室内部管理文件；而很多实验操作相关的 SOP 文件也是在对外部技术标准进行验证/确认/转移后，转化制订为实验室内部的技术指导文件。因此，在外部文件发生变更时，也要注意及时修订相关内部文件；实验室内部制订的文件不应与外部法律法规、规章规范及技术标准等发生矛盾。

第三章　实验室内部制订管理体系文件的编写

一、文件编制的策划

为了保证实验室管理体系文件的系统性、协调性、唯一性、适用性及见证性等特点，在建立文件系统之初，应做好充分的策划，包括文件系统的结构策划、格式策划及内容的策划。

1. 结构的策划

结合外部要求及本单位组织机构和业务特点确定文件系统的结构；确定好文件结构之后，应结合本单位的管理职能的划分，合理分配各类文件编制的职责。

2. 格式的策划

各类文件都应设定相应的格式和要求，包括文件的编写体例、标识规则、页面版式等。

3. 内容的策划

对于具体要编写哪些文件，尤其是程序文件和SOP，应该提前就做好策划，以求做到文件系统覆盖全面、衔接清楚，同时也避免交叉、重复或相互矛盾。

二、各类文件编制的格式和内容要求

1. 质量手册

（1）质量手册的编制体例

为满足外部认证、认可规范对于文件标识清楚、历史可溯、版本可控等方面的要求，同时也考虑到手册文件的实用性，推荐手册中依次编制以下内容：

1）封面页——内容一般包括手册标题、单位名称、手册版本号、文件编号、生效日期、手册发放控制编号和持有人签名（文件做纸质发放时）。

2）批准页——内容包括手册制订依据的标准、适用的领域范围、对于执行文件的要求、批准人签字及日期。

3）改版说明（改版时需要）——内容包括文件改版的背景和情况说明。

4）手册目录——列出质量手册中各章节题目及对应页码。

5）修订页（适用时）——记录手册中所有的修订情况，包括修订时间、修订内容、修订起草人及批准人等。

6）定义、术语——对特有术语和概念进行定义，应首先使用国家标准中的术语和定义（术语和定义也可以分别写在相应的具体章节中）。

7）组织概况（前言）——写明单位名称、主要业务范围、业务情况、主要背景、历史和规模等，还要包括地点及通讯方式，此部分内容可以作为前言，也可作为正文中的一章。

8）正文章节——是对管理体系要素的描述，要符合来自外部的各项要求并符合实际运作的需要，做到职责落实，覆盖全面。

9）手册阅读指南（需要时）——目的是指导质量手册的使用查阅。

10）支持性资料附录（需要时）——附录可以列入一些支持性文件资料，如程序文件、操作规程、外部的技术及管理标准等。

（2）质量手册正文的内容要求

1）正文章节的编写格式

质量手册正文各具体章节的编写，可以参考如下的编写方式：

A. 总则——阐明实施要素的总体要求和目的。

B. 适用范围——阐明要素所适用的活动。

C. 职责——阐明实施要素要求过程中所涉及的部门或人员的责任。

D. 要求（程序概要）——阐明实施要素要求的全部活动原则和要求，内容中应包括或指明支持性程序，也就是说支持质量手册的程序文件既可直接包括在质量手册中，也可不包含在其中，但应在要素描述时明确相关的支持性文件，这也就是要清楚阐明手册要求如何与其他相关文件进行衔接。

E. 相关文件——列出支持性程序及其他相关文件。

F. 术语、定义（需要时编写）。

2）质量手册正文部分的内容要点

质量手册应至少包括以下主要内容：

A. 质量方针声明及质量目标

质量方针声明的内容主要应包括以下几个方面：

- 实验室管理者对将要提供的服务标准方面的意向声明以及对客户提供服务质量的承诺；
- 质量目标以及实验室建立、执行和保持管理体系的承诺；实验室管理者对良好的专业技术操作、验证和确认的质量承诺，以及遵守这些政策、规范、原则内容的承诺；
- 实验室管理者对持续改进管理体系有效性的承诺；
- 要求从事相关活动人员熟悉各自的质量文件，并在工作中按照政策和程序要求进行操作。

质量目标是建立实验室与质量有关的管理体系的目的。实验室应制订总体目标并在管理评审时加以评审，总体目标一般指中长期（3~5 年）的目标。质量目标应具有挑战性、可测量性和可实现性的特点。

B. 对实验室的组织结构的描述（应包含内部和外部相关组织机构图）。

C. 明确与质量有关的运作和功能活动，以及所涉及的责任范围和权限；规定技术管理者和质量主管的作用和责任。

D. 概述管理体系中所用文件的架构，明确管理体系文件控制的原则性要求与政策。

E. 可参照认证认可准则中实验室管理体系要素的设置及 WHO GPPQCL 条款 2.2 中的要求分别编制其他章节。例如，合同评审、分包、服务和供应品采购、超标检验结果的处理、投诉处理等。表 3-1 是一个质量手册章节设置的示例以供参考。

表 3-1　质量手册章节设置示例

章节	名称
第一章	前言 1*
第二章	质量方针 2*
第三章	《质量手册》的管理
第四章	组织管理 3*
第五章	管理体系
第六章	文件控制
第七章	合同的评审
第八章	分包的管理
第九章	服务和供应品的采购 4*
第十章	客户服务
第十一章	投诉与申述
第十二章	不符合工作的控制
第十三章	改进
第十四章	纠正措施
第十五章	预防措施
第十六章	记录的控制
第十七章	内部审核
第十八章	管理评审
第十九章	变更控制 5*

续表

章节	名称
第二十章	技术要求总则
第二十一章	人员 6*
第二十二章	设施和环境条件
第二十三章	检测方法及方法的确认 7*
第二十四章	设备的管理 8*
第二十五章	测量溯源性 9*
第二十六章	抽样
第二十七章	样品的处置
第二十八章	检测结果的保证 10*
第二十九章	检验报告
第三十章	食品检验补充规定 11*
第三十一章	实验室安全 12*

1*. 质量手册的“前言”部分建议包含实验室概况和通讯资料的相关内容;

2*.“质量方针”的章节中注意应涵盖质量方针及说明、质量目标和对客户的承诺等方面内容;

3*.“组织管理”章节中注意应涵盖组织机构图、主要业务关联单位、机构设置与职责以及各类人员职责，另外还应注意要包含有关人员权利委派的说明或规定;

4*.“服务和供应品的采购”章节中注意应包括如何选择服务商和供应商的政策和要求;

5*.“变更控制”章节是要对影响管理体系运行和检验检测质量的各项变更的控制提出要求，注意应包括:“在需要时，实验室内部发生的变更要进行外部报告或备案”的相关规定;

6*.“人员”章节中注意要涵盖有关“人员能力与职责要求的匹配、人员培训、授权、监督和持续能力监控”等方面的政策和要求;

7*.“检测方法及方法的确认”章节中注意应包括在适当时进行测量不确定度的评定以及使用统计技术进行数据分析的政策和要求;

8*.“设备的管理”章节中建议对检验检测设备及辅助设备的管理都要做出要求;

9*.“测量溯源性”章节中除了检验用仪器设备的量值溯源要求外还应有对标准物质量值溯源管理的要求;

10*.“检测结果的保证”章节中应覆盖参加外部质量考核活动（能力验证、测量审核、实验室比对等）和开展实验室内部质控活动的政策及要求;

11*. 当涉及有特殊要求的业务领域时，如特殊要求不便于分别加入各个相关章节，也可以把特殊领域的额外要求单独成一章来写;

12*. 在认证认可准则中，并未将实验室安全作为一个单独的要素，但 WHO GPPQCL 在第四部分（21.1~21.4）中专门对药品质控实验室的安全管理做出了比较详细的要求，内容涉及政策合规、人员管理与防护、安全操作、设施设备要求、有毒有害危险品使用及管理等方面，可以看出，国际理念是将药检实验室的安全管理列为管理体系重要的组成部分。鉴于安全工作的重要性，建议将所有涉及实验室安全的政策、风险控制要求及工作程序（如人员健康及安全防护程序、消毒管理、有毒有害危险品的接收与处置程序、实验废物的处置程序、各项安全事故应急预案等）合在一起制订成一本《实验室安全手册》，或者至少应在《质量手册》中设立单独的章节对实验室安全管理作出要求，这样做既便于对实验室安全相关的各项要求进行集中培训宣贯，也便于文件的日常使用管理。

表 3-2 是一个《实验室安全手册》内容设置的示例以供参考。

表 3-2　实验室安全手册章节设置示例

章节	名称
第一章	总则
第二章	实验室生物安全管理（适用时）
第一节	组织和管理制度
第二节	生物安全实验室运行管理制度
第三节	生物安全实验室操作技术规范
第四节	生物安全实验室人员管理制度（人员准入、培训、健康监护等）
第五节	设施/设备监测、检测和维护制度
第六节	实验室安全管理制度
第七节	实验室消毒管理制度
第八节	生物安全实验室紧急情况处理制度
第九节	生物安全实验室突发事件处理制度
第十节	运输和接收生物危险材料管理制度
第三章	理化实验室安全管理
第一节	安全总则
第二节	理化实验室人员管理制度（人员准入、培训、安全防护等）
第三节	化学物质安全操作技术规范
第四节	理化实验室安全管理制度
第五节	理化实验室紧急情况处理制度
第四章	辐射安全管理办法（适用时）
附件 1	辐射安全管理小组成员表
附件 2	辐射安全岗位责任制度
附件 3	放射性物品库管理制度
附件 4	放射性实验室安全操作规程
附件 5	放射性废物管理制度
附件 6	辐射事故应急预案
附件 7	放射性工作从业人员培训与考核制度
附件 8	放射性物品库安全管理制度

续表

章节	名称
第五章	麻醉精神药品与易制毒化学品安全管理
第一节	麻醉和精神药品安全管理制度
第二节	易制毒化学品安全管理制度
第六章	医疗废物管理办法
附件 1	医疗废物处理工作各类人员岗位职责
附件 2	医疗废物运输路线
附件 3	医疗废物处理紧急情况预案
附件 4	医疗废物暂存处管理办法
第七章	人员健康及安全管理
第一节	实验室工作人员健康管理制度
第二节	消防安全管理制度
第三节	安全保卫管理制度
第八章	实验室安全应急预案
第一节	生物安全与生物恐怖防范应急预案
第二节	实验室意外事故处理应急预案
第三节	生物安全实验室人员意外伤害事故处理应急预案
第四节	麻醉和精神药品与易制毒化学品突发事故的应急预案
第五节	应对防盗应急预案
第六节	应对火灾事故应急预案
附录	
附录 1	《病原微生物实验室生物安全管理条例》（国务院令第 424 号）
附录 2	《人间传染的病原微生物名录》（卫科教发〔2006〕15 号）
附录 3	WHO《实验室生物安全手册》附录 5——化学品的危害与预防
附录 4	麻醉药品品种目录
附录 5	精神药品品种目录
附录 6	易制毒化学品的分类和品种目录

2. 程序文件

（1）程序文件的一般编写格式和内容要求

在格式上，建议一份程序文件至少由以下几个部分组成：

1）封面页——内容一般可包括文件的一些必要信息，如单位名称或标识、文件名称、文件编号、起草人、审核人及批准人签字、批准日期、生效日期、版本号／修改状态以及文件历史修改记录（文件的历史修改记录也可以专门设定修订记录页，或者在正文中专设一项“文件修订记录”）。

2）刊头或页眉——除封面页以外，有必要在每页正文的顶部加刊头或页眉来体现文件的必要识别信息，如文件名称、文件编号、生效日期、版本号／修改状态、页码及总页数等。

3）正文——程序文件的正文部分至少应包括起草文件的目的、文件的适用范围、相关职责（规定与实施该项程序相关的所有部门或人员及其责任和权限）、工作程序与要求（描述时要按活动的逻辑顺序写出开展该项活动的各个细节，规定应做的事情<what>，明确每一活动的实施者<who>，规定活动的时间<when>，说明在何处实施<where>，规定具体实施方法<how>，说明如何进行控制、应保留的记录，以及例外特殊情况的处理方式等）、相关文件以及相关的记录表格。图 3-1 和图 3-2 分别为一个程序文件的首页和正文部分的格式示例以供参考。

实验室名称

程序文件

文件名称	投诉处理程序	
文件编号	××××××	
起草人		
审核人		
批准人		
批准日期		
生效日期		
版本号	××	第×次修订

修订记录

修改次数	条款号	修改内容	修改人	审核人	批准人	批准日期	生效日期
1							
2							
3							
4							
5							

图 3-1　程序文件首页格式示例

（2）实验室应建立的工作程序

在编写程序文件时，每一个程序文件应针对管理体系中一个逻辑上相对独立的活动，认证准则、认可准则和 WHO GPPQCL 中有一些明确需要建立的工作程序，表 3-3 中列出了这些要求的工作程序及其在规范中对应的条款，以供参考。

程序文件名称：投诉处理程序　　　　　　　　　　版本：××，第×次修订
程序文件编号：××××××　　　　　　　　　　　　　第×页　共×页

1. 目的

为维护客户的正当权益，处理客户投诉，保证检验检测结果科学、公正、准确、可靠，不断提高检验检测工作及服务的质量，制定本程序。

2. 适用范围

本程序适用于客户对我单位检验检测工作服务态度、检验方法、检验程序、检验时限、检验结果和公正性等提出的意见、投诉的处理。

3. 职责

3.1　××××负责对检验检测工作投诉的管理。

3.2　××××负责受理和处理客户投诉。

3.3　××××配合处理相关客户投诉。

4. 工作程序

4.1　投诉的受理

4.2　投诉的处理

4.3　投诉的记录和总结

5. 相关文件

实施纠正措施程序

6. 相关表格

检验工作质量投诉表

投诉处置台账

图 3-2　程序文件正文格式示例

表 3-3　认可准则、认证准则和 WHO GPPQCL 中要求的工作程序与对应条款对照表

程序 ＼ 对应条款	《检验检测机构资质认定评审准则》（2016）	CNAS CL01：2006	WHO GPPQCL
文件控制程序	4.5.3	4.3.1	3.1
服务与供应品的选择、采购、接受和存储的程序	4.5.6	4.6.1	9.1
合同评审程序	4.5.4	4.4.1	/
投诉处理程序	4.5.9	4.8	2.3（d）
保证能力、公正性、判断力或运作诚信等方面的可信度的程序（保护客户的机密信息和所有权的程序）	4.1.4 4.1.5	/	/

续表

对应条款 程序	《检验检测机构资质认定评审准则》（2016）	CNAS CL01：2006	WHO GPPQCL
服务客户的程序	4.5.7	/	/
不符合工作控制程序	4.5.9	4.9.1	/
实施纠正措施程序	4.5.10	4.11.1	2.3（e）
实施预防措施程序	/	4.12.1	2.3（e）
记录控制程序	4.5.11	4.13.1.1	4.1
内部审核程序	4.5.12	4.14.1	2.3（c）
管理评审程序	4.5.13	4.15.1	/
人员管理程序	4.2.1	/	/
人员培训程序	4.2.6	5.2.2	2.3（a）
设施和环境条件控制及内务管理程序	4.3.4	5.3.1、5.3.5	2.3（p）、（q）、（r）
方法选择、确认、使用的相关程序	4.5.14	5.4	2.3（o）
检验方法开发、建立的程序	4.5.14	/	/
测量不确定度评定程序	4.5.15	5.4.6.1	/
数据保护控制程序	4.5.16	5.4.7.2	5.2（d）
安全处置、运输、存放、使用和有计划维护测量设备的程序	/	5.5.6	2.3（k）
设备期间核查程序	4.4.3	5.5.10	2.3（i）
在实验室固定场所外使用测量设备进行检测、校准或抽样时的附加程序	/	5.5.6 注	/
设备校准工作程序	4.4.2	5.6.1	2.3（j）
标准物质量值溯源程序	4.4.6	5.6.3.1	/
标准和标准物质（参考物质）用于实验室固定场所以外的检测、校准或抽样的时附加程序	/	5.6.3.4 注	/
抽样程序	4.5.17	5.7.1	2.3（l）
样品处置程序	4.5.18	5.8.1	2.3（f）、14
检测/校准结果质量控制程序	4.5.19	5.9.1	/
能力验证程序	/	/	/
检验检测结果（检验报告）发布的相关程序	4.5.20	/	/
变更控制程序	/	/	2.3（b）
物资的购买和接受程序	/	/	2.3（f）
标准物质和标准原料的获取、制备和管理程序	/	/	2.3（g）
物料的内部标签、隔离、储存程序	/	/	2.3（h）
非典型和不符合规定的结果处理的程序	/	/	2.3（n）
试剂和溶液管理、处置的程序	/	/	2.3（S）
安全工作相关程序	/	/	2.3（t）

注：“/”表示无明确条款要求。

以上只是几个外部认证认可规范中有明确要求的程序，但并不完全，管理体系运行中还有很多其他活动需要制订程序文件来对其进行规范，实验室要根据自身实际运行情况进行补充。

3. SOP

（1）SOP 的分类及内容要求

根据药检实验室的业务特点和工作类型，SOP 按内容简单可以分为两大类：管理类和技术类。而技术类 SOP 又可细分为实验操作类、仪器设备操作类以及仪器设备性能确认类。不同类别的 SOP 内容要求上也有各自的特点。

1）管理类 SOP

应描述具体的管理工作过程，用于指导某项具体工作的开展，是程序文件的细化和补充。例如：实验室在样品管理程序中可以描述样品从接收、留样、转移、储存到检验完毕的整个流程，规定相关各部门的职责和工作要求以及相互之间的衔接，但如果将其中每个环节、每个部门内部的具体工作过程都写在这份程序中，文件在使用，特别是对相关人员进行培训时就会显现出不便。因而，可以在程序文件之下再制订一些针对性更强的管理 SOP，如样品接受登记操作规范、留样封存入库操作规范、检验科室内部样品流转、存储操作规范等。

2）检验类 SOP

应按照检验检测步骤，准确详细地描述整个检验检测过程，起草时内容上要注意以下几个要点：①明确文件的适用范围，例如，适用于×××制品的×××检测；②写明文件制定的依据或参照的技术标准；③明确实验条件并列明所需的试剂、标准物质、材料、设备等；④详细描述实验操作步骤及操作要求；⑤对实验结果的处理及判定做出要求。

3）仪器操作类 SOP

应根据设备供应商提供的使用说明书，结合设备在实验室内的用途和使用要求，详细描述设备使用操作的过程和要求。除此之外，建议文件中要包括人员安全防护、仪器设备日常维护保养方法和要求等的相关内容。

4）仪器设备性能确认类 SOP

是对仪器设备性能确认的过程做出规定要求，起草时内容上要注意以下几个要点：①简单阐述仪器设备的工作原理；②明确文件的适用范围，例如，适用于×××仪器在×××读数区段的性能确认；③列出文件制订依据或参照的技术标准等；④列出确认项目及技术要求；⑤写明检测条件并列明所需的试剂、标准物质、材料、设备等；⑥描述检测方法、操作过程及要求；⑦对检测结果的处理及判定做出要求；⑧明确性能确认的频率要求。

（2）SOP 的一般格式

管理类 SOP 的格式可以参照程序文件的一般格式设计，检验类 SOP、仪器操作类SOP可根据撰写内容的要求或一般涉及的内容并结合实验室的特点制订出各实验室适用的格式要求。图 3-3 和图 3-4 分别为一个 SOP 文件的首页和正文部分的格式示例以供参考。

××××××(单位名称)

标准操作规范(SOP)

文件名称	微生物培养基检验标准操作规范	
文件编号	××××××	
起草人		
审核人		
批准人		
批准日期		
生效日期		
版本号	××	第×次修订

修改记录

修改次数	条款号	修改内容	修改人	审核人	批准人	批准日期	生效日期
1							
2							
3							
4							
5							

图 3-3 SOP 文件首页格式示例

4. 记录格式

（1）记录格式文件的一般要求和分类

记录是管理体系有效运行的证明性文件，在检验检测业务开展及管理体系运行过程中，记录格式文件中填写了相应的内容，就形成了记录，为保证所开展的工作均可追溯，有据可查，在设计记录表格时，确保记录信息的充分性是最主要的原则。设计记录格式时应注意保证其实用有效、内容完整、能够体现真实性和准确性并且尽量能够做到标准化，标准化的记录既便于填写，也便于统计分析，同时也能为进一步使用计算机进行信息管理打下基础，如有国际、国内或行业标准格式应尽量采用。根据记录内容的不同，记录格式文件可基本分类为质量记录和技术记录，质量记录应包括内部审核报告和管理评审报告以及纠正措施和预防措施的记录。技术记录应包括原始观察、导出数据和建立审核路径有关信息的记录、校准记录、员工记录、发出的每份检验检测报告或证书的副本。

SOP名称：微生物培养基检验标准操作规范　　版本：××，第×次修订
SOP编号：××××××　　第×页　共×页

1、目的

为保证微生物检测用培养基的质量，对我单位制备的试验用微生物培养基的质量进行检验。

2、适用范围

适用于我单位制备的检验用微生物培养基的质量控制。

3、职责

进行该项试验的人员负责按该SOP进行试验操作，实验负责人或组长负责监督本SOP的正确执行。

4、材料与设备

5、检验方法和步骤

6、注意事项或特殊说明(需要时)

7、相关记录

培养基质量分析证书
微生物培养基pH检验记录
微生物澄明度检验记录
微生物培养基凝胶强度检验记录
微生物培养基生化反应检验记录
微生物培养基水分检验记录
培养基微生物学检验记录
微生物培养基灵敏度检验记录
微生物培养基及原料采购验收记录
菌种传代记录

图 3-4　SOP 文件正文格式示例

（2）记录格式的形式设计

为满足管理体系文件控制的要求，记录格式文件上也应有必要的标识信息，如单位名称或标识、记录名称、记录编号、生效日期、版本号等，这些标识信息可以在文件页眉处体现，图 3-5 是一个记录格式的示例以供参考。

（3）检验原始记录表格内容的要求

检验原始记录表格是检验人员用来记录样品信息、实验过程、计算过程和检验结果的内部文件，与检验过程中获取的原始数据互为补充。因此，我们在设计记录表格时，确保记录信息的充分性、可追溯性是最主要的原则。判断记录信息是否充分的依据：①能否在可能时识别不确定度的影响因素；②能否确保该项检验检测在尽可能接近原条件的情况下重复。药检实验室的检验原始记录具有其专

记录格式编号：×××××× 　　发布时间：　年　月　日　　版本：01

×××××(单位名称)

色谱柱使用管理登记表

色谱柱编号	
色谱柱品牌	
填料	
尺寸	
运输中的溶剂	
最大耐压	
最大流速	
使用温度	
pH范围	
注意事项	
序列号	

领用人	领出日期	品种	归还日期	流动相	柱效评价

第　页　共　页

图 3-5　记录格式设计示例

业特点，制订检验原始记录格式时应考虑以下内容要点：

1）样品名称及编号；

2）样品的必要描述信息（批号、规格、剂型等），涉及样品为抽样样品时还应包含抽样信息；

3）送检单位和（或）生产单位；

4）检验检测标准依据及样品检验检测用方法的详细说明，包括限度；

5）检验者开始和完成检验检测的日期；

6）所用试剂的名称、批号、来源、级别；

7）所用对照品的名称及批（编）号；

8）所用仪器设备的名称及编号；

9）系统适用性试验结果（适用时）；

10）对于实验操作过程的详细记录（特别注意关键数据的记录要求，例如：加样量、培养温度等）；

11）检验检测结果；

12）对结果的解释判定和最终结论（当需要对检验检测做出符合性判断时）；

13）其他需要备注的事项，例如：对实验计划和（或）规定程序的任何偏离的说明、对检验标准和评价方法的详细解释、分包或协检的相关事项说明以及收到其检测结果的日期等；

14）试验操作人员、结果复核人员的签字及日期；

15）页码，总页数（包括附件）。

（4）认证认可准则、规范中要求的工作记录

在检验原始记录之外，认证准则、认可准则和 WHO GPPQCL 中还有明确条款对必要的工作记录做出要求，在设计这些工作记录时要保证其对于管理体系中各项活动的合规运行具有充分的见证性。例如，在分包方的记录中就至少要包括分包方资质审核和评价的记录以及所有分包方的登记表。表 3-4 中是上述几个规范文件有明确要求的工作记录及对应条款的对照。

表 3-4　认证准则、认可准则和 WHO GPPQCL 中记录要求与对应条款对照表

对应条款 记录内容	《检验检测机构资质认定评审准则》（2016）	CNAS CL01：2006	WHO GPPQCL
所有分包方的记录	/	4.5.4	9.7
服务和供应品采购的符合性验收记录	/	4.6.2	/
供应商名录和评价记录	4.5.6	4.6.4	9.2
投诉及相关记录	/	4.8	4.4
内部审核记录	/	4.14.3	2.4、4.4
纠正措施记录	/	/	/
预防措施记录	/	/	/
跟踪审核活动的记录	/	4.14.4	/
管理评审记录	4.5.13	4.15.2	4.4
所有技术人员的档案	4.2.7	5.2.5	6.5
人员管理记录	/	/	/
检测 / 校准环境条件的监控记录	4.3.3	5.3.2	7.3
方法验证、确认记录	/	5.4.5.2	16.2
设备档案	4.4.4	5.5.5	12.8

续表

记录内容 \ 对应条款	《检验检测机构资质认定评审准则》（2016）	CNAS CL01：2006	WHO GPPQCL
校准记录	4.4.3	/	/
客户要求改变抽样程序的记录	4.5.17	5.7.2	/
抽样记录	4.5.17	5.7.3	14.4
样品接收记录	4.5.18	5.8.3	1.4（b）、14.11
样品的流转记录	4.5.18	/	14.10
样品储存条件的监控记录	[illegible]	[illegible]	7.10
质量监控记录	[illegible]	[illegible]	/
数据控制记录	[illegible]	[illegible]	/
与客户对话传达意见解释[illegible]	[illegible]	[illegible]	/
管理体系文件登记台账	[illegible]	[illegible]	3.1
有毒有害物质和毒麻精神[illegible]	[illegible]	[illegible]	7.12
滴定液配制和标化记录	[illegible]	[illegible]	10.3（b）
对照品和对照物质登记[illegible]	[illegible]	[illegible]	11.7
实验室制备对照品的记[illegible]（适[illegible]	[illegible]	[illegible]	11.11
检验申请表	[illegible]	[illegible]	14.5、14.6
偏离审批记录	/	[illegible]	17.3
不合格结果的调查及处理记录	/	/	18.4
检验报告或证书	4.5.27	5.10.3	19
签发后的检验报告变更或增补的相关记录	4.5.26	/	/

注：“/”表示无明确条款要求。

以上只是几个外部认证认可规范中有明确条款规定的记录要求，但并不完全，为保证管理体系运行的可追溯性，还有很多其他记录要在管理体系文件中做出规定。例如，文件控制过程的相关记录等，实验室要根据自身实际情况进行补充。

第四章　文 件 控 制

一、文件控制的重要性和控制目的

1. 文件控制的重要性

管理体系文件系统是实验室管理体系的基本组成，应该随着管理体系的运行、持续改进及其环境的变化而调整。为了保证管理体系文件与实验室管理体系的有机结合，做到“想到要写到，写到要做到，做到要看到”，就要对文件的编制、使用和更改等一系列的动态活动实施有效控制，才能确保管理体系文件的持续有效性和执行效果，从而保证管理体系的正常、有效运行，以达到保障检验检测工作质量和效率的目的。

2. 文件控制的目的

对管理体系文件进行控制的目的主要包括两个方面：一方面是要保证文件的现行有效性，也就是要确保文件内容对于管理体系运行的持续适宜性；另一方面是要保证能够满足使用的要求，确保有效文件的贯彻执行，防止工作人员误用无效和（或）作废的文件。构成实验室管理体系的所有文件都要纳入受控范围。

二、文件控制的流程和各环节工作要求

1. 文件控制的基本流程

认证准则、认可准则及 WHO GPPQCL 3.2a 中均有明确规定：实验室应建立并保持一个管理体系文件的控制程序（包括内部的和外部的文件），简称“文件控制程序”，程序中应该明确规定受控文件的范围以及文件的制订、审批、发布、使用，变更和作废等环节的控制要求，图 4-1 和图 4-2 分别是概要的实验室内部制订文件和外部文件的控制流程图，以供参考。

2. 内部管理体系文件的编制职责

根据管理体系文件的组成结构，不同层级文件编制职责的安排也不一样。

（1）质量手册和程序文件的编制职责

质量手册的编制原则上应该由质量管理部门统一组织编制，并且有最高管理者及机构管理层的参与。质量手册是一个纲，如果管理的宗旨和纲领没有定好，下一步的工作不可能顺利开展，也会浪费大量的时间。质量手册的编写一般要成

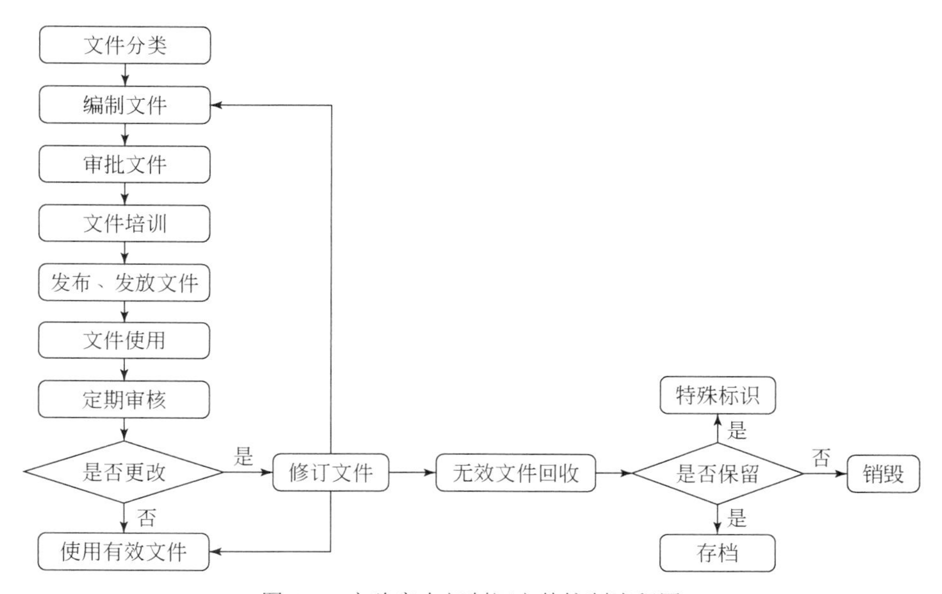

图 4-1 实验室内部制订文件控制流程图

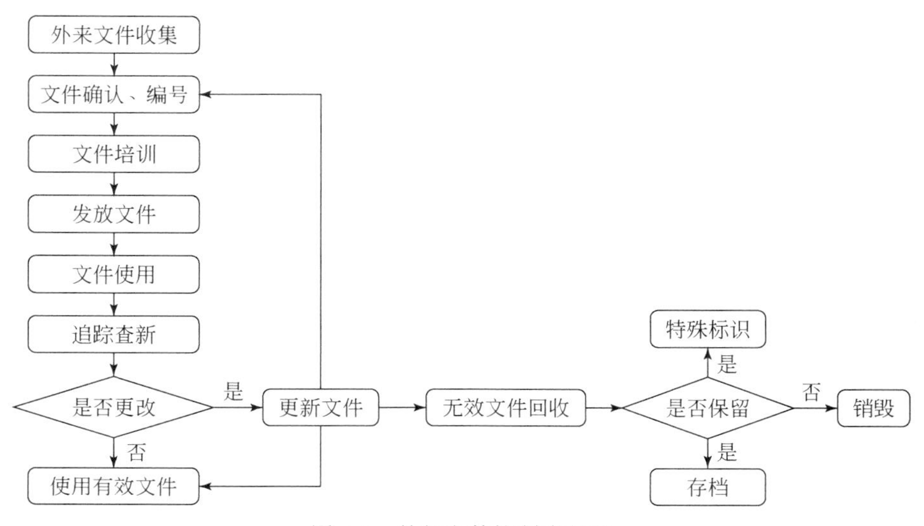

图 4-2 外部文件控制流程图

立编写小组，组长通常由质量负责人担任，编写成员包括最高管理者、机构管理层、质量管理部门人员、各部门负责人及熟练于具体工作的专业人员等；程序文件的编写一般由质量负责人、管理层、质量管理部门人员、各部门负责人及负责具体工作的专业人员等进行编写。也就是说质量手册和程序文件的编写基本上由同一批人参与，这样能较好地保持质量手册与程序文件以及程序文件之间的一致性，尽可能地保证文件的协调统一和职能明确，在文件的编制过程中，必要时应召开一些专题会议进行集中商议。

（2）SOP的编制职责

SOP按照其所涉及的工作内容，分配到各个部门去编写，由具体开展工作的人员进行编写，才能确保编制出的文件可执行性强。

（3）记录格式文件的编写职责

记录格式的编写职责应与其相关联文件的编写的职责一致，也就是说，在编写相关文件时就要设计相对应的记录格式。

3. 外来文件的收集

外来文件的及时获得是实验室合规开展检验检测活动的基础，技术文件的有效性更是确保检验检测方法有效性的前提，实验室必须畅通信息来源渠道，建立稳定的外部文件收集与追踪查新机制，根据自身组织管理特点明确各类外部文件收集职责的归属并规定文件收集的方法和频次，确保在最短的时间内获得最新的信息。可通过各种媒体、公开发行的机关报刊以及特定途径获得。药检实验室收集外部文件并进行追踪查新一般包括以下几种途径：

（1）从文件发布机构进行查询

实验室要实时关注外部各相关机构的文件发布动态，如国家药品监督管理局、国家药典委员会、国家标准化管理委员会、中华人民共和国国家卫生健康委员会、中国国家认证认可监督管理委员会、中国合格评定国家认可委员会等。有些外部文件发布机构可能会通过发文的形式向实验室下发；不以发文形式下发的文件实验室应实时关注文件发布机构的官方网站，查询文件发布、更新等情况，及时获取现行有效版本文件。

（2）向标准情报部门查询

药检系统开展检验检测工作依据的是各类技术标准，截至2016年底，我国国家标准、加上行业标准和地方标准，总数已达到11万项，一般用户欲跟踪所有标准的发布和更新信息，几乎是不可能的，所以只能借助国家、部门或地方的标准情报部门。有的标准情报所建立了计算机自动查询系统，如中国标准化研究院、上海市质量和标准化研究院，顾客可以自己上机查询标准的更新情况。就实验室而言，较为稳妥的一种做法是和情报部门建立长期固定的协议关系，由情报部门定期提供相关产品标准的发布、更新信息和所需的标准。

（3）订购权威机构出版的国家标准和计量技术法规目录

中国标准出版社每年都会出版《国家标准目录及信息总汇》，该目录收集了截止到上一年度批准发布的全部现行国家标准信息，同时补充载入被代替、被废止国家标准目录及国家标准修改、更正、勘误通知等相关信息。中国计量出版社每年出版《计量技术法规目录》，该目录收集了国家计量检定规程、国家计量检定系统、国家计量技术规范，国家计量基（标）准、副基准操作技术规范的信息，并将国家质量监督检验检疫总局公布的已修改的计量技术法规的编号和名称作为附录编入。国家药典委员会每5年会组织出版《中华人民共和国药典》（简称《中国药典》），该部法典收集了近5年新增和沿用的国家药品标准，不定期还会出版《中国药典》增补本，对新增和修订的标准予以公布。

（4）从期刊获取最新信息

《国家质量监督检验检疫总局公报》不仅公告与质量监督检验检疫有关的各种法律、法规、规章以及重要文件，也发布标准、计量技术规范更新的信息。专业性的技术刊物也会刊登有关技术标准变更的公告信息，例如：《中国标准化》发布国家标准的批准公布公告和行业标准、地方标准备案公告；《中国计量》发布国家质检总局关于计量技术法规更新的公告以及和计量有关的国家标准更新的信息；《工业计量》也会发布国家计量技术规范更新的公告。由于科技期刊的连续性，读者必须期期关注，不能遗漏。

（5）应用互联网查询

随着互联网的普及应用，越来越多的人享受到了互联网快速便捷的服务，参加相关联盟，便可得到最快的信息，查询、购书也可以在网上进行。但遗憾的是，目前有的网站提供的信息未能及时更新，相信随着网络的进一步发展，更新速度会有所提高。国际标准是指国际标准化组织、国际电工委员会、国际法制计量组织以及我国的国家标准情报部门等都建立了官方网站，顾客可以查询到现行有效的国际标准、国际建议、国际文件以及国家标准。许多商业网站也提供标准和计量技术法规的查询服务。

（6）参加技术交流会

即使有了上述各种渠道，参加各类专业技术委员会的活动仍然是有必要的。与会人员不仅可获取学科发展动向等信息，还可了解技术法规的编制计划，积极主动地参与到标准、计量技术法规的编制或修订工作中去，这对实验室业务的开展有着积极作用。

（7）外来技术文件的文本获取

直接向中国标准出版社或其授权的标准情报部门购买单行本的标准，是大多数实验室的选择。由于标准文件专业性强，再版的不多，发布时间比较早的标准在出版社或专业书店往往难以买到，此时可以到出版社授权的标准情报部门购买。部分实验室有时会购买该类产品的标准汇编。这些产品标准汇编一般是几年发行一册，出版时往往编有序号。由于相关产品的国家标准、部门标准都集中在这几册书中，查阅起来甚为方便；但缺点是实时性不强，实验室需要结合其他手段跟踪标准的更新情况。

（8）国际或外国标准文件的获取

国际标准是指国际标准化组织（ISO）、国际电工委员会（IEC）和国际电信联盟（ITU）制定的标准，以及 ISO 确认并公布的其他国际组织制定的标准。实验室应对国际标准的来源渠道有所了解，以便需要时能及时获得。若实验室所在国是某个国际组织的成员，实验室可以向国际标准的发布机构或其委托机构索取。例如，国际法制计量局（BIML）负责发行国际法制计量委员会（CIML）的国际建议（R）和国际文件（D），并发布季度公报，BIML 文件中心收藏大量的技术文件、制造商的信息小册子和数据以及国际法制计量组织（OIML）库存的出版物。虽然文件中心不对公众开放，但成员国可去信要求索取信息。根据乌拉圭回合多边贸易谈判——《技术性贸易壁垒协定》10.4 款的要求“各成员应采取其所能采取的合理措施，保证如其他成员或其他成员中的利害关系方依照本协定的规定索取文件副本，除递送费用外，应按向有关成员本国或任何其他成员国民提供的相同价格（如有定价）提供”。根据这一规定，如实验室所在国是世界贸易组织成员，检测/校准活动中需要用到对方国家标准时，对方国家应能提供有关标准化文件并设立咨询点回答提出的合理询问。药检系统经常使用的国际、区域性标准，如《美国药典》、《欧洲药典》、《日本药典》等在国内均有相应机构代理，可较为方便地获得纸质/电子版本。

4. 文件的标识系统

（1）内部制订管理体系文件的标识

认可准则、认证准则及 WHO GPCL 3.2a 中均规定实验室制订的管理体系文件应有唯一性标识，该标识信息应包括文件编号或代码、发布日期或执行日期、版本和（或）修订标识、页码、总页数或表示文件结束的标记和发布机构。唯一性标识的作用是区分不同文件并确保其完整性和现行有效性。标识方法多种多样，实验室应选择简易有效的、适合自己的方法。图 4-3 是一份实验室制订文件格式及标识的示例，可供参考。

中国食品药品检定研究院

标准操作规范(SOP)

文件名称	房屋修缮改造工作规程	
文件编号	NIFDC-SOP-M-M-0010	
起草人		
审核人		
批准人		
批准日期		
生效日期		
版本号	02	第0次修订

修订记录

修改次数	条款号	修改内容	修改人	审核人	批准人	批准日期	生效日期

封面页面：包括文件名称、编号，起草人、审核人、批准人签字栏，批准日期和生效日期，文件版本号和修订次数，以及文件修订历史说明等必要信息。

SOP名称：房屋修缮改造工作规程　　版本：02，第0次修订

SOP编号：NIFDC-SOP-M-M-0010　　第1页　共3页

1. 目的

为加强房屋修缮改造工作(以下简称修缮项目)的管理，特制定本规程。

2. 范围

各类房屋建筑及其附属设施的修缮和改造，及其配套的线路、管道、设备的修缮、改造和安装活动。

正文页面：页眉处有文件名称、编号、版本信息、页码和总页数等标识信息。

图 4-3　实验室内部制订文件格式及标识的示例

（2）外部文件的标识

认证认可准则、规范中没有特别规定外来文件的标识要求，因为外来文件一般本身已有唯一性标识，如外来标准已标有代号、编号和年号或版本号等。实验室可根据自身的需要，若将外部文件转化为内部文件，则应做好相应的对照目录，无论外部文件是使用其原有的标识或转化为实验室内部的标识，实验室均应在文件中对其标识方式予以明确。

5. 文件的审批、确认

认可准则中明确规定实验室制订的管理体系受控文件，在发布之前，应经过适当的审批后方能使用。同样，为保证外部文件在实验室内的正确使用和现行有效性，收集来的外部文件也应经过适当的审核确认后才能用于实验室管理或检验检测活动。

（1）实验室内部制订文件的审批

1）如何进行文件审核

内部制订文件编写完毕后，要由相应的责任人进行审核，审核的主要内容包

括以下几点。

A. 风格审核——同类文件之间的书写结构应统一；名词、术语的使用应统一；同层级文件的描述深度应统一。

B. 格式审核——文件格式是否满足要求，标识是否完整。

C. 职责审核——各级文件中对于职责与权限的规定是否协调一致；各级、各类人员的职责与权限的表述是否符合实际管理要求和实际工作的需要，无遗漏且无矛盾；表述是否清晰、准确。

D. 内容审核——检查文件是否覆盖并符合所有相关外部法律法规、技术标准等文件的要求；是否完全覆盖实际工作的需要，与其他内部制订的相关文件是否协调一致，不能出现文件与文件之间内容相互矛盾也尽量避免重复；还要审查文字表述是否清晰、准确、可操作性强。

E. 接口审核——检查文件间有关接口和工作关系的描述是否协调、清楚；特别是各项管理活动是否已形成闭环且接口方式合理；接口的各个工作环节是否表述清楚并得到各相关部门的确认。

F. 输出审核——检查文件的输出信息的完整性，配套编制的记录文件是否与文件要求的内容一致，是否涵盖了文件要求的关键信息。

2）文件审批的职责与权限

各单位应根据自身组织结构及职责与权限的分配，结合不同层级文件的性质来设定文件审核和批准的权限，并明确作出规定。质量手册、程序文件一般由质量负责人进行审核，由最高管理者进行批准；SOP 一般由部门负责人审核，由质量负责人批准；记录格式文件的审批权限一般与其相关联的文件的审批权限对应一致。

3）文件的会审

如果一份文件涉及多个部门的工作，应由涉及的所有部门对其内容进行会审，以保证文件体系的一致性，文件的会审可以采用会议讨论的方式进行，也可在指定的审核人员中进行传阅。若对原文件进行修订，则审核时应由文件的原起草人参与审核，以确保修订内容的合理性。

4）文件起草、审批的记录

文件起草、审核、会审及批准的过程应建立适当的记录，记录中应有各环节工作人员的确认。

（2）外部文件的审核确认

实验室应对审核确认的职责和程序作出明确规定，确认的主要内容包括文件是否为现行有效版本、对工作的适用性、使用方法（直接使用或需转化为内部文件使用）、使用范围（说明应用领域、一些特殊标准要严格限定使用范围）等。

外部技术标准等文件，其审核确认过程需要时应与检验检测方法的确认、转移工作相关联，在确定了实验室以具备了开展标准所规定项目的条件和能力时，才能使用。经确认使用的外部文件，成为管理体系文件的组成部分，需要作为受控文件进行管理，外部文件审核确认的过程也应建立工作记录。

6. 文件登记（文件清单、台账）

为便于文件的管理，监控管理体系文件的协调性、一致性，防止使用无效和（或）作废的文件且便于查阅， WHO GPPQCL 3.1 均要求实验室应该建立能够阐明文件现行版本和分发情况并易于获得的文件目录。而实际工作经验也充分说明，建立信息全面的文件清单或台账对于实现对管理体系文件的有效控制和管理是非常重要的一个工作方法。对于实验室内部制订的文件，该目录中应包含文件的一些基本受控信息，如：文件名称、编号、起草部门、版本、历史沿革、修订日期、批准日期、实施日期、审核日期、发放份数等；对于受控的外部文件，登记台账的信息建议包括文件名称、编号、发布机构、获取渠道、版本、使用范围、更替沿革、实施日期、下次查新时间、发放份数等。

7. 文件的宣贯培训

相关人员是否能够及时了解文件的实施日期并熟悉掌握文件内容，是管理体系文件能否得到有效执行、管理体系能否有效实施的关键影响因素。因此，对于新增的管理体系文件，不论是内部制订的还是外来文件，都建议先开展必要的宣贯培训并对培训效果进行评估，确认了文件培训效果之后再正式投入实施。WHO GPPQCL 3.2g 明确要求实验室应建立管理体系文件培训的宣贯培训机制。文件的培训应做好记录，应有经过培训人员的签字确认。

8. 文件的发布与发放

（1）文件发布、发放范围的确定

经确认或批准生效后的文件应及时发布、发放使用。认证准则、认可准则及 WHO GPPQCL 中均有要求：为确保实验室管理体系的有效运行，在对实验室有效运作起重要作用的所有作业场所，都应该能够得到相应的适用、相关版本文件，包括内部制订文件和外来文件，但注意并不要求所有作业场所都能得到全部的文件。文件发布、发放范围要以能够满足实验室实际工作需要为原则、经过适当的审批后确定；要特别注意出于保护客户机密和所有权等目的，涉及有接触权限限制的文件的发布与发放的控制；在发布范围外需要使用文件时，也应进行适当的审批后予以发放。

（2）发放登记

为保证所发放的文件可追溯并受控，文件的发放应建立发放登记；在实验室内部发放使用的每一份文件上都应有适当的控制标记，标明控制状态、分发号、持有人等必要信息。

9. 文件的使用

文件发布实施并发放使用后，相关人员应严格执行文件规定。为保证文件实施的有效性，应做好相关记录，作为按要求开展工作的见证。体系文件实际运行过程中，通过各类对管理体系的审核（内审、外审等）、日常监督或员工在工作实践中的发现和体会，很有可能会暴露出文件中存在的问题和不足，如内部制订文件内容不适宜或外部文件版本过期等，这些问题和相应的改进意见应立即反馈给文件起草部门或质量管理部门，以便及时对文件做出修改、更新；另外，为保证体系文件对管理体系的持续适宜，当外部要求、检验检测业务或管理体系发生变动或进行改进时，也应及时修订、替换或新增文件以配合管理体系变化的实施。相关信息的收集、分析、传递、反馈、处理、记录和归档等工作都应在相应的文件中做出要求。

10. 文件的定期审核

认可准则和 WHO GPPQCL 3.2c 中均有规定，为保证管理体系文件的持续适宜性并始终满足实验室对文件使用的要求，应定期对管理体系文件进行审核。这其中应包括对实验室内部制订文件的定期审核和对外部文件的追踪查新，实验室应对定期审核或追踪查新的周期或时机做出明确规定，当发现文件不适宜时应及时启动变更。内部制订文件的定期审核和外部文件的追踪查新均应做好工作记录。

（1）实验室内部制订文件的定期审核

对于实验室内部制订的管理体系文件，如何进行文件的定期审核可以参考上文“实验室内部制订文件的审批”中的内容开展，表 4-1 是分析了有关外部要求的变更规律、药检实验室业务发展的情况和不同类别文件的特点后归纳的一个各类内部制订管理体系文件定期审核周期表以供参考。

质量手册、实验室安全手册等管理体系文件系统中的第一层级文件，对于实验室运行和管理提出的是原则性要求，文件内容易受到多项外部法律、法规、规范、认证认可准则等的要求以及实验室管理体系运行的总体情况和发展方向的影响，故可以参考实验室管理评审的周期将审核周期定为 1 年；程序文件以及管理

表 4-1　内部制订管理体系文件审核周期表

文件类型	审核周期（年）
质量手册	1
实验室安全手册（如单独制订）	1
程序文件及其相关记录	5
管理类 SOP 及其相关记录	5
检验类 SOP 及其相关记录	5
仪器操作类 SOP 及其相关记录	10
仪器性能确认类 SOP 及其相关记录	10

类 SOP 文件，是用于规范实验室内部的管理和工作流程，工作发生变更时会随时进行调整变更，如管理体系结构没有频繁的调整变化，可以将定期审核周期定为 5 年；对于检验类 SOP，如果文件是依据外部技术文件转化制定，当外部文件发生变化时应随即进行修订，而《中国药典》是药检实验室最主要的外部技术文件，所以检验类 SOP 的定期审核可以选择配合《中国药典》换版的时机进行，周期定为 5 年；对于仪器操作类 SOP 和仪器性能确认类 SOP，由于设备的操作方法和技术参数相对比较稳定，所以建议将定期审核周期定为 10 年。

（2）外部文件的追踪查新

外来文件的控制管理是目前我国药检实验室文件控制工作中的薄弱环节之一。对于外部文件，特别是技术标准、规范等，要建立收集和跟踪查新的稳定渠道和查新机制，因为外来文件的编制的修订权不在实验室，对它们的控制重点在于跟踪其修订/发布状态、及时更新等方面。可以通过上文“外来文件的收集”中介绍的各种方法追踪查新文件修订状况，然后获取最新版本，新版本的文件放行使用前，也要经过适当的审核确认（见“外部文件的审核”确认），放行后及时对失效/作废的文件进行替换。需要注意的是：对于新增项目，实验室大多会在新项目评审的同时对所依据技术文件进行评审，但是在规范、标准更新时却往往会忽视对技术文件的评审。在得到新版技术文件的时候，我们需要明确以下几点关键内容：新版技术文件和老版本有什么不同；为什么要做这样的变更，其依据是什么；本实验室是否能够满足新版技术文件的要求，例如，实验室环境条件、现有设备、人员技术能力是否能够满足要求，是否需要改造环境设施、新添设备、培训人员、新增相关文件，如质量计划、作业指导书等。

一般来说，外部文件的追踪查新是在日常工作涉及时随时进行的，对于长期不使用的检验检测标准等技术文件，至少每半年进行一次追踪查新。

11. 文件系统的变更控制

管理体系文件的变更不单指某一份文件的更改，还包括新增文件以及文件的失效、废止等变化情况。在 WHO GPPQCL 3.3 中提到，实验室应该建立文件变更的控制系统，全面发现文件变更的动因，按规定的程序对文件进行修改并通过适当审批，及时将管理体系文件系统的变化情况通知到相关人员，从而确保文件的实施效果。文件变更控制的要求主要针对以下几项工作。

（1）文件变更的动因

在管理体系的持续改进、业务工作发生变化、对管理体系的审核和监督、工作人员在实际工作中执行文件的发现，以及文件的定期审核等过程中都可能发现文件变更的动因。另外，外部文件发生变更会驱动相关联的内部制订文件的修订。例如：当《中国药典》中关于某些检验检测方法的相关规定发生变化，会驱使内部一些相关检验检测 SOP 做出相应的修改；又如当认证准则、认可准则等外部规范类文件发生变化时，也可能导致《质量手册》和（或）《程序文件》，以及一些相关管理 SOP 的内容需要做出相应修改。

（2）文件的修订/改版

1）修订/改版职责

为确保文件变更后的完整性以及与先前文件的协调一致性，WHO GPPQCL 3.3a 中要求：文件的修订由原起草人（或者具有同一职责的人员）准备，并在原来的水平上进行修订和审批。

2）修订/改版情况说明

认可准则和 WHO GPPQCL 均要求实验室应保证能识别出文件的更改和当前修订状态。实际操作时可以在文件内容变更的所在页的页脚增加“修订识别栏”；或者在文件首页设计“修订记录栏”；或者在文件中加一附件“修订页”，对文件变动情况进行说明。

（3）文件的手写修改

对于修订/改版周期较长的内部制订文件，如装订成册的《质量手册》等文件，为满足文件使用的要求，有些实验室的文件控制系统可能允许在文件再版之前对内部制订的文件进行暂时性手写修改。对于允许对文件进行手写修改的实验室，应确定修改的程序和相关职责与权限；修改之处应有清晰的标注、签名或盖章并注明日期。

对于收集到的外部文件的纸张件，通常进行手写勘误。勘误时，修改之处应有修改人清晰的标注、签名或盖章并注明日期，应在相关工作程序中明确勘误的相关职责、程序和要求，相关职责与权限；修改之处应有清晰的标注、签名或盖章并注明日期。

不论是实验室内部制订的文件还是外来文件，手写修改最重要的是要保证文件发放使用的所有受控副本都得到一致修改。

（4）文件的废止

当某个管理体系文件内容对管理体系的实际运行不再具有价值，不再有使用需求时，应对该文件进行废止，以保证整个文件系统的合理、有效性。例如当某种设备报废不再使用，其对应的设备操作 SOP 也相应失去作用，应适时进行废止。文件的废止要经过适当的审批，申请、审批的职责与权限可以参照文件起草、审批的权限进行设置，废止后的文件按作废文件进行处理。

（5）文件变更后的宣贯

为保证管理体系文件的实施效果，不论是内部制订文件还是外部文件，发生变更后要及时组织培训宣贯，将文件的变化情况及新文件的要求传达至相关人员。对于内部制订文件，应在完成了宣贯培训并确认了培训效果之后再正式实施变更后的文件。

（6）文件的回收、替换更新

为防止误用，失效或作废的文件应及时从所有相关场所撤除，并以现行有效版本进行替代。作废文件的回收应有记录。对于一些比较特殊的文件，如技术标准汇编本等成册的文件，其中有些是现行有效内容，有些是无效作废标准，往往可通过在作废内容处加以适当的作废标识的方法来控制并防止误用。还有值得注意的一点，当受控文件持有人调离或退休时，应回收其所持有的文件。当文件持有人的纸张件严重破损时，应交回破损文件，该份文件按作废文件处理。

（7）文件档案的保存与作废文件的处置

1）作废文件的标识与处理

旧的、无效的内部文件的原始审签件上要加以作废标记，连同文件控制工作中形成的各项工作记录（包括制修订审批记录、会审记录、定期审核记录、培训宣贯记录、作废审批记录等）一起作为档案进行保存，以确保文件历史的可追溯性，其他副本应销毁处理。不论内部文件和外来文件，出于法律需要或知识保存等目的而保留的作废文件，应有适当的标记。作为参考资料保留的作废文件，可以在作废标识以外再加以“参考文献”标识以明确文件用途。

2）文件的销毁

文件的销毁应经过适当的审批并建立销毁记录，记录上应有销毁文件的名称、编号、发放号及销毁份数等必要信息，并经相关人员确认。

12. 文件控制工作中一些容易被忽视的环节

在文件控制工作的实践中发现，以下几项工作虽然在认证认可准则文件中没有特别详细的规定，却是在实际工作中容易疏忽、容易导致文件误用的环节，实验室应在文件控制程序中做出明确的规定和要求。

（1）文件变更对于实验室内部开发软件系统影响的控制

为了更好地保证检验检测工作质量，提高工作效率，实验室内部可能会开发建立一些用于检验检测工作流程控制管理的计算机软件系统，并且很多记录格式文件都是嵌入到软件系统中，工作记录在线填写后生成打印件。例如，LIMS 系统、OA 办公自动化系统、电子化文件控制系统、档案管理系统及设备管理软件等。这些系统都应该是建立在相关管理体系文件的规定和要求的基础上的。当管理要求或工作流程发生变化，要做好变更控制，就要对相关的管理体系文件进行修订，其中也包括相关的记录格式可能要做出相应修改。在完成了文件的修订后，很容易忽略对相关软件系统以及嵌入的配套记录表格的联动变更，造成管理要求与实际操作脱离，也造成记录格式文件的误用。所以实验室应建立变更控制的相关要求，在变更实施前做好充分的影响分析和实施计划，保证各相关工作的联动配合，将发生不符合的风险降到最低。

（2）非受控文件的发放和受控文件的借阅

非受控文件与受控文件的主要区别在于是否对该文件进行版本有效性追踪，实验室内作为参考文献使用的一些外部文件资料、实验室制订但已作废作为参考资料保留使用的内部文件、因特殊需要向外单位提供的管理体系文件等都属于非受控文件。非受控文件如有使用需要，应提出申请，经过适当批准后方可领用，非受控文件的发放也应进行登记，要登记领用目的，文件上要做“非受控”标记并注明用途。

为节约人力、物力成本，实验室可以在不影响工作效率的情况下尽可能减少管理体系文件受控纸张副本的发放，建立文件借阅机制。受控文件的借阅使用需进行登记，借阅人使用完毕后应及时归还文件。

（3）摘录件和上墙文件的管理

因工作需要，实验室可能会将受控文件或其部分内容张贴在实验室内以方便工作人员随时查看使用。为保证摘录件和上墙文件的现行有效性，同样应按照受控文件领用、发放的要求办理领用，在文件发放记录中应注明摘录件或张贴件的用途，不得擅自将文件复制摘录或张贴上墙。摘录件和张贴件同样要受控管理，加以受控标记，文件发生变更时也要及时替换更新。

第五章　电子化文件控制

一、由纸质载体文件控制系统向电子化文件控制的发展趋势

随着经济与科技的高速发展，药检实验室的检验检测能力和业务范围不断增加扩大，为满足检验检测质量控制的需要，管理体系文件也相应地增多。对于药检实验室，依据其规模不同，内部制订的管理体系文件少则数百，多则数千。所以，要在符合各种外部规范要求的条件下管理好这个庞大的文件系统是一件非常费工费时且具有难度的工作。当前形势下，传统纸质载体文件的管理过多依赖文件管理人员的操作，存在效率不高、消耗资源、不易受控等问题，在快速查询、检索，高效利用等方面也都显现出局限性。另外，在工作实践中也发现，纸质文件控制方式出现不符合现象的情况比较频繁。例如，更新后文件作废版本未能及时从作业现场收回等问题，所以文件控制的效果和管理准确性都较难达到比较高的水平。

随着计算机技术的快速发展，国际上越来越多的机构、组织开始使用电子文件管理系统来提高自己的工作效率，简化工作流程，电子化文件管理成为一个大型机构保存和利用其重要的累积资产——文件信息的重要手段。电子化文件管理作为一种先进的管理手段在国内也逐渐流行。在药检实验室，采用信息技术将文件信息电子化处理，利用计算机系统实现对文件整个生命周期的管理自动化，不但可以大大节省投入到文件控制工作中的人力物力，显著提高工作效率和准确性，还能够实现对文件资源的高效、全方位利用。采用电子化的文件管理方法，特别是对于规模较大，业务范围广的药检实验室，是发展的必然需求。

建立电子文件控制系统，能够实现对整个文件生命周期管理的自动化。例如，它能将文件起草、审核、批准等流程电子化，在线完成工作从而减少人力周转消耗；批准的文件能及时通知相关人员进行培训；生效的文件电子版在系统内及时发布提供相关人员使用，并将文件更新情况第一时间以系统公告或电子邮件等方式通知用户，从而避免大量纸质版文件发放的资源消耗，也简化了发放、回收的各种控制手续；文件生命周期中产生的各种文件管理工作记录、文件历史版本等都能自动在系统内保存备查；可以对即将到期进行审核的文件进行自动提示，避免由于人员疏忽造成文件过期不审；查询检索功能可以实现对文件的高效查询，也可实现相关文件之间的对比，既方便使用也利于发现文件是否存在重复、互相

矛盾等问题；通过条件检索可以实现所需求的各类文件列表的导出生成；统计功能可以实现对文件系统各种情况的统计，统计数据可以为管理体系的评审和不断改进提供重要参考；另外，文件电子化处理也是配合 LIMS 等实验室管理系统的必要手段。中国食品药品检定研究院于 2015 年完成了管理体系内部制订文件电子化控制系统的开发建设并投入运行，通过电子化管理体系文件控制系统的实施、实践，切实体会到文件控制工作的效率和文件控制准确性的大幅提高。

二、电子化文件控制系统开发建立的过程及注意事项

建立一个适应本实验室管理体系运行现状且科学、实用的电子化文件控制系统不是一个轻而易举的过程，涉及工作方式变化、硬件资源配置、人员技能培训等多方面要素的平衡与配合，一般要经过评估策划、确定系统需求、立项开发、测试验收、投入使用等几个阶段。

1. 系统建立的评估策划

在评估策划阶段，实验室主要是要综合分析本机构管理体系文件管理工作的现状、实验室业务发展的现状与趋势、外部认证、认可对实验室的要求以及管理体系运行和改进的方向等多方面的信息，权衡投入产出比例，从而判断采用电子化文件控制是否确有必要以及文件电子化控制的程度。

对于一些规模很小，检验检测项目较少，文件数量也不多的机构，采用传统的纸质文件控制方式在相当一段时间内可以满足文件控制的要求，工作效率也能够满足管理体系运行的需要，考虑到开发电子文件控制系统的各种投入，就没有必要急于采用电子化文件控制了。

对于经分析确认有迫切的电子化文件控制系统开发需求的实验室，接下来就要明确系统开发的目标，需要考虑的问题包括：系统是要实现文件整个生命周期的电子化和无纸化，还是只作为文件的发布、使用管理及电子档案存储的平台；系统覆盖的范围是什么，是在全实验室内使用还是只覆盖质量管理部门及某个检验领域或科室；系统是否要经过外部审核检查，审核的标准依据是什么；系统是否作为一个独立的软件运行还是要与实验室其他管理系统衔接；系统预计投入使用的生命周期是什么等。在得出结论后，也要综合考虑实验室所具备的各种软、硬件及资金等各方面条件，评估系统投入运行可能对实验室运行产生的影响，策划系统开发的方案。系统的开发可以分阶段进行。例如，可以先开发文件发布使用的平台，在文件使用及文档管理阶段先使用电子版文件替代纸质文件，运行顺畅后再开发文件生成、审核、审批等流程控制的功能，实现文件控制流程的自动化。这样的做法也可以降低一次性整体改变工作方式可能带来的压力和风险。当

然，对于各方面条件和时机都比较成熟的实验室一次性开发也是可行的。

2. 确定需求

在完成了评估策划，确定了系统开发的目标之后，就要根据目标确立具体的系统需求。需求一般可以划分为三类：一类是基于各项来自内、外部的文件控制的要求，为保证控制效果而产生的必要性功能的需求，如文件安全保护、权限设定等；一类是为方便操作、提高管理效率和工作水平而提出的优化性功能的需求，如快速检索、查询、统计等；还有一类是一些为满足系统兼容性等而产生的非功能性需求。在制订需求的过程中，很重要的一点就是要对需求定义出优先级，明确什么是必须有的，什么是希望实现的。需求提出的是否合理、全面直接决定着系统开发的成败，是整个电子文件控制系统建设中最关键的步骤，也是比较困难的一步。在药检实验室，需求的确定一定要经过具体承担文件管理的部门及实验室信息部门专业人员共同研究、商议，才能保证系统的合规性和可行性；另外，文件使用部门人员也应有所参与。

3. 立项开发

需求确立之后，就可以正式组织管理体系文件电子化项目的开发。由于药检实验室一般缺少信息技术的专业人员队伍，一般采取外购服务的形式完成，选择一个好的系统开发供应商是非常重要的，供应商需要具有深厚的行业知识背景和丰富的实施经验，才能够更好地理解实验室的需求。好的供应商，不但能够解决用户显在需求的问题，也可以替用户发现一些潜在的需求并解决一些用户没有考虑到的问题，系统实施运行后供应商提供系统保修、维护等方面服务的能力也是重要的考量因素。此外，项目开发过程中信息工程师与实验室负责项目的工作人员之间的及时沟通也必不可少，由于专业限制，信息工程师也许并不能第一时间就充分准确地理解实验室对于文件管理的各项需求，这可能就需要反复的解释、商议与确认。

4. 测试验收

开发完成的电子系统，需要经过严谨的功能测试才能投入正式使用，测试不够严密，系统上线后暴露出过多的问题和漏洞会严重影响实验室管理体系的正常运行，不但不能提高工作效率和水平，反而造成不必要的麻烦。测试过程中要针对各种权限设置下的各种操作进行全面、认真的测试。由于实验室在采用电子化管理前可能已经存在很多纸质文件，在测试验收之前应完成已有纸质文件的电子转化工作。

5. 系统正式投入使用

在正式实施前，制订合理的实施计划是非常有必要的，特别是对于规模较大的实验室。由于电子化文件控制系统的应用是管理体系运行中发生的巨大的变更，在系统正式开放使用前，要做好一系列的变更控制工作。例如，配套工作文件的制修订［包括修订文件控制程序和（或）补充制订电子化文件控制系统使用、维护 SOP 等］，纸质载体文件的回收处理，对系统使用相关人员的全面培训等。在完成了所有变更控制工作后方可正式开放权限将系统投入使用，以保证管理体系文件从纸质管理到电子管理的平稳过渡。系统运行过程中难免会暴露出一些之前未能发现的问题，应及时收集各类使用人员的反馈意见，及时解决发现的问题，对问题的影响进行评估，必要时，要采取公告、通知等方式告知相关人员，避免文件的误用。反馈信息中也可能包括对系统优化和改进的意见，也应收集整理后以备下一步的改进计划。对于规模庞大的药检机构，也可以考虑采取渐进式的实施模式。例如，选择某个部门作为实施试点，逐渐推广至整个机构，这样可以最大程度降低对现有业务开展的管理体系运行造成的影响。

三、管理体系文件电子化控制系统的基本功能要求

文件电子化控制系统的功能设计应以实验室制订的“文件控制程序”中的相关规定与要求为基础。

1. 文件安全性保证及系统权限管理功能

为保证文件安全性并满足文件受控发放的要求，管理体系文件电子版应在系统中受控发布，系统的登录应设置登录密码，保证只有授权人员才可以查阅系统中受控文件；针对文件不同的发布范围要求，系统应能够按照设定的发布范围开放查阅权限；普通使用权限下的人员不应对已经发布生效的文件擅自进行修改、删除等操作。

2. 将文件控制中工作流程电子化

管理体系文件电子化管理的基础是文件控制程序，一般来说，系统中应建立的工作流程包括：文件制订流程、文件修订流程、文件废止流程以及文件定期审核流程。在将这些工作流程电子化时，要参照“文件控制程序”的要求规划流程中前进与退回的路径，配置各节点的岗位和权限，系统应自动采集电子文档流转中产生的信息，生成并保存制修订审批记录、会审记录、文件废止审批记录、定期审核记录、打印记录、培训记录等各项文件控制记录，相关人员的签名应引入

电子授权签名以体现过程的原始记录性。此外，建议能够提供导出记录单并打印备查的功能。

（1）文件制订、修订流程

“实验室制订的管理体系受控文件，在发布之前，应经过适当的审批后方能使用”，因此，电子系统中文件制修订的流程一般包括发起流程→起草→审核→批准→发布五个环节。如果一份文件涉及多个部门的工作，应由涉及的所有部门对其内容进行会审，以保证文件内容的适宜，所以在必要时，在“起草”和“审核”环节中间还要增加一个会审环节。

文件的制修订是文件控制的起始阶段，在发起流程时应录入必要的文件控制信息，包括：文件名称、编号、文件类型、起草部门、版本、文件制修订说明等；为保证文件编号的唯一性，避免出现重号文件，系统可设置重号提示的功能；系统应具备在线起草编辑功能，并对文件编辑格式进行适当控制，以保证体系文件的一致性；文件制修订时建议能提示相关联的文件以提供参考，以控制体系文件内容的协调统一；当各环节人员对文稿做出修改时，电子文档应能保存并显示修改情况，以方便流程中其他人员查看，也可以作为记录保存；修订的文件一经生效实施，系统中原发布文件应立即随之更新，以保证工作人员使用的始终为现行有效版本文件；系统应能够自动按管理要求生成制修订历史沿革记录，作废的各历史版本文件应作为电子档案在系统中保存。

（2）文件定期审核流程

为保证管理体系文件的持续适宜性并始终满足实验室对文件使用的要求，应定期对管理体系文件进行审核。文件定期审核流程通常包括发起审核任务→审核文件→批准审核三个环节，审核完成后，系统应能自动更新文件的审核日期，并计算下次审核日期；审核意见、审核人、批准人、审核日期等相关信息由系统自动采集生成定期审核记录在系统中保存。

（3）文件作废流程

当某个文件对管理体系的运行不再具有价值时，应对该文件进行废止，以保证整个文件系统的合理、有效性。例如，当某种设备报废不再使用，其对应的设备操作 SOP 也相应失去作用，应适时进行废止。一般来说，文件废止流程包括申请→审核→批准→废止操作四个环节；系统应采集文件废止申请说明、申请人、审批人及废止批准日期等信息生成废止审批记录保存备查。

3. 文件使用的相关功能

（1）文件查阅及检索功能

使用人员除了能够在线阅读文件正文之外，建议系统提供文件档案信息查阅功能，特别是文件的修订历史及关联文件等情况，以拓展文件资源的利用；系统应具备条件检索功能，根据所设置的条件（单个或多重），如文件名称、编号、类型、起草部门、关键词等，实现文件的快速查找；在查阅单份文件时，也可以就特定词汇进行全文检索。

（2）文件在线培训功能

为了保证相关人员能够及时掌握管理体系文件内容和实施日期并依照执行，实验室应建立管理体系文件的宣贯培训机制，文件培训也应做好记录。系统中可以设计文件在线培训并形成培训记录的功能，培训发起人在线选择培训对象，接到培训任务的人员在线对文件内容及上传到系统的其他培训资料进行学习；对于线下其他形式的培训，也可以在线完成培训记录的填写，以便文件培训记录的统一保存、调阅。

（3）纸张件打印管理功能

如果因工作需要仍需打印纸张件使用，如在操作现场放置仪器设备操作 SOP 等，系统应提供文件打印功能，每次打印系统都应记录打印的文件名称、编号、打印时间、打印人、打印序号（也就是纸张件受控号）等必要信息在系统内保存备查；在打印出的纸张件上应能够自动生成受控标识，显示打印人、受控号、打印时间等受控信息；打印件采用传统的纸张件控制方法进行管理。

（4）事项提醒功能

管理体系文件发生的各类变更，包括文件新增、修订或废止等，应第一时间通知到文件使用人员。系统应能够在上述变更发生时自动生成变更通知，提醒相关人员关注文件变化，保证新文件的实施效果；另外，还应提供审核到期预警功能，下次审核到期之前一定时间内，提示相关人员进行新一次审核；为方便系统使用，应将个人名下的代办任务、待培训任务以及文件定期审核到期提醒等事项在系统中相对显著位置集中显示并提供办理链接。

（5）沟通交流、信息反馈功能

实验室管理体系运行过程中，通过各类审核（内审、外审等）、日常监督或工作人员在实践中的发现和体会，可能会暴露出管理体系文件中存在的问题和不足，这些问题和相应的改进意见应及时反馈给相关部门，以便及时启动文件修订工作。为满足沟通反馈的需求，可以在系统中设计反馈意见箱功能，对相关意见及处理情况进行统一收集、记录。

4. 文件管理的相关功能

（1）生成文件登记台账

为便于监控管理体系文件的协调性、一致性，防止使用无效和（或）作废的文件且便于查阅，实验室应该建立能够阐明文件现行版本和分发情况并易于获得的一份文件目录。为满足上述要求，系统应具有自动采集信息并生成文件登记台账的功能，目录中应包含文件的一些基本信息，如文件名称、编号、文件类型、起草部门、版本、历史沿革、文件制修订说明、批准日期、实施日期、审核日期、下次审核日期、打印发放份数等。

（2）统计功能

为科学地分析、利用文件管理工作中产生的数据信息，为实验室全面质量管理工作服务，系统中可以设计统计功能，按不同的方法对文件管理数据进行统计分析，这些分析数据可以支持实验室的管理评审和持续改进。

四、纸质文件控制与电子化管理同步配合运行

在当前条件下，由于电子文件对于计算机系统的依赖性强，系统更换可能造成电子版文件不可阅读，计算机系统、网络、服务器等存在易瘫痪和受攻击的缺点，以及电子文件控制系统对于实验室计算机硬件的普遍配置有较高要求等多方面的局限性，实现完全无纸化的电子文件管理模式还不是十分现实的。基于上述原因，为逐步推行文件电子化管理的实验室提出以下建议：

（1）为保证文件、记录数据和档案的安全保存，推荐实验室采用纸质文件与电子化管理相配合的管理方法，文件批准件、系统流程中应产生的各种文件控制记录都应打印生成纸质件归档保存，存储在计算机系统中的数据信息作为电子档案应定期备份，做好电子文件及记录与纸质件的同步存档。这样，在发挥纸质文件的凭证作用和安全保存长处的同时，也能充分利用电子文件在文件生成、高效利用及资源共享等方面的优势。

（2）在一些尚无条件配备必要计算机硬件设备的作业场所，需要查阅文件时，也可以适当打印文件纸张件以满足使用需求，文件的打印发放应参照上文“纸张件打印管理功能”要求进行。

（3）实验室具有足够的相应资源时，可以利用电子阅读器、掌上电脑等终端设备替代文件的纸质发放，以达到全面的无纸化文件控制。但在采用上述方式发布使用文件时，要特别关注保密、接触范围控制等事项，应采用必要的技术手段防止文件被随意复制、转发等，以保护文件信息的安全性。

第六章　文件控制相关管理文件编写示例

一、《质量手册》文件控制章节编写示例

第×章　文件控制

1.1　总则

文件是管理体系的基本组成部分,应对构成本实验室管理体系的所有文件(包括内部制订或来自外部的),诸如法规、标准、其他规范化文件、检测和(或)校准方法,以及图纸、软件、规范、指导书和手册(文件的载体可以是硬拷贝或电子媒体,并且可以是数字的、模拟的、摄影的或书面的形式)等进行控制,以防止误用失效或作废的文件,保证在对管理体系有效运行起重要作用的各个岗位和场所都能得到相应文件的有效版本,从而保持文件系统的有效性和可及性,并采取保密措施对有关文件进行控制。

1.2　要求

1.2.1　建立并执行《文件控制程序》,对构成管理体系的所有内部制订文件和外来文件的编制/收集、审核、批准、标识、发放、保管、修订和废止等过程进行控制。

1.2.2　管理体系文件应经过审批或确认后才能发布使用,在对实验室有效运作起重要作用的所有作业场所都能得到相应文件的授权版本。对文件的发布与分发应进行控制,建立并保持能够识别管理体系文件版本状态和分发情况的台账,以防止使用无效和(或)作废的文件。

1.2.3　应对管理体系文件进行定期审核,必要时进行修订,以确保文件持续适用和满足使用的要求。

1.2.4　应及时地从所有使用或发布处撤除无效或作废文件,或用其他方法防止误用,旧的无效的文件原件作为档案保存,以确保文件的可追溯性,复印件销毁。出于法律或知识保存目的而保留的作废文件,应有适当的标记。

1.2.5　本实验室内部制订的管理体系文件应有唯一性标识。该标识应包括发布日期和(或)修订标识、页码、总页数或表示文件结束的标记和发布机构。

1.2.6　除非另有特别指定,文件的变更应由原审查责任人(或者具有同一职责的人)进行审查和批准,被指定的人员应获得进行审查和批准所依据的有关背

景资料。

1.2.7　文件的变更应及时通知相关人员，更改或新增的内容应在文件中标明，对于新增或修订的文件，应对相关人员进行培训以保证文件实施效果。

1.2.8　《文件控制程序》中应对文件手写修改的程序和权限做出规定，修改之处应有清晰的标注、签名缩写并注明日期。

1.2.9　建立并执行《电子信息控制程序》，对保存在计算机系统中的文件的保存、更改和控制做出要求。

1.2.10　本实验室所规定的保密文件和资料，按照《保密管理办法》进行控制。

1.3　相关支持性文件

《文件控制程序》（编号）

《电子信息控制程序》（编号）

《保密管理办法》（文号）

1.4　参考文献

中国合格评定国家认可委员会. 检测和校准实验室能力认可准则. CNAS-CL01：2006.

国家认证认可监督管理委员会. 检验检测机构资质认定评审准则. 国认实〔2016〕33号.

WHO Guideline on Good Practices for Pharmaceutical Quality Control Laboratories. WHO Technical Report Series，No. 957，2010.

二、《文件控制程序》编写示例

1. 目的

为控制构成本实验室管理体系的所有文件，保证其现行有效，以防止误用失效或作废的文件，保证管理体系有效运行中的各个岗位和场所都能查阅到相应文件的有效版本，依据《质量手册》相关要求，制定本程序。

2. 适用范围

本程序适用于构成本实验室管理体系的所有文件（包括内部制订或来自外部的）的编制/收集、审核、批准、标识、发放、保管、修订和废止等全过程的控制，这些文件的载体可以是硬拷贝或电子媒体，并且可以是数字的、模拟的、摄影的或书面的形式。

3. 职责

3.1　最高管理者负责《质量手册》、《实验室安全手册》的批准。

3.2　质量负责人负责审核《质量手册》，负责批准程序文件。

3.3　分管安全的院领导负责审核《实验室安全手册》。

3.4 分管院领导负责批准职责范围内各职能部门的标准操作规范（SOP）。

3.5 质量管理处负责人负责审核程序文件。质量管理处负责组织《质量手册》、《实验室安全手册》和程序文件的制订、定期审核、修订以及受控管理；负责全院质量体系文件的编号，负责质量体系文件在我院质量体系文件电子化控制系统中的发布、更新、存档、销毁等控制工作。

3.6 安全保卫处承担《实验室安全手册》的组织编写、定期审核、修订等具体工作。

3.7 各业务所和职能部门负责组织本部门内部标准操作规范（SOP）的编写、定期审核、修订等控制工作。各业务负责人负责批准本部门标准操作规范（SOP）；各职能部门负责人负责审核本部门的标准操作规范（SOP）；各科室负责人负责审核本科室起草的标准操作规范（SOP）和记录格式。

3.8 仪器设备管理处负责组织仪器设备性能确认类标准操作规范（SOP）的编写、定期审核、修订等工作；仪器设备管理处负责人负责仪器设备性能确认类标准操作规范（SOP）的批准。

3.9 院长办公室负责院内行政发文、接收外来公文，负责全院行政收发文件的控制管理，依照我院《公文处理办法》（编号）执行。

3.10 各业务所和职能部门负责各自职能领域所涉及外部文件的收集、审核确认、编号、登记、培训宣贯、发放、追踪查新、变更等受控管理。

3.11 各部门文件管理员承担本部门内部使用纸质版管理体系文件的登记、分发等控制工作。

4. 工作程序

4.1 文件的分类

4.1.1 本实验室管理体系文件可分为内部制订文件和外来文件两大类，内部制订管理体系文件包括：《质量手册》、《实验室安全手册》、程序文件、标准操作规范（SOP）、记录格式、内部行政管理制度及行政发文等，将《质量手册》、《实验室安全手册》、程序文件、标准操作规范（SOP）及相关记录格式文件统称为质量体系文件；外部文件包括法律、法规、规章、规范、技术标准、客户提供的方法或资料，以及来自客户或外部相关机构的公文等，将外来文件分类为管理类、技术标准类和非标准类其他技术文件三类。这些文件可以转换成内部文件、被内部文件直接引用或被直接使用于工作中。

4.1.2 本实验室内部制订的标准操作规范（SOP）分为四类，包括：管理类、检验技术类、仪器操作类和仪器性能确认类；外来文件分为管理类、技术标准类以及非标准类其他技术文件三种。

4.1.3 本实验室内部行政管理制度通过内部行政发文的方式进行管理，文件的起草、审批、编号、登记、标识、宣贯、分发及存档等的控制管理依照我院现行《行政规章制度制修订管理办法》（文号）、《公文处理办法》（文号）执行。

4.2　质量体系文件的起草、审批

4.2.1　本实验室内部制订的管理体系文件起草的内容、标识、格式等要求参照《质量体系文件撰写和编制的操作规范》（编号）执行。

4.2.2　《质量手册》、《实验室安全手册》和程序文件：《质量手册》和程序文件由质量管理处组织相关人员起草并在必要时组织会审，形成征求意见稿，在本实验室范围内征求意见后由质量管理处汇总形成待审稿，《质量手册》交质量负责人审核，最终报最高管理者批准；程序文件由质量管理处负责人审核后交质量负责人批准；《实验室安全手册》由安全保卫处组织相关人员起草，形成征求意见稿，在全院范围内征求意见后由安全保卫处汇总形成待审稿交分管安全的院领导审核，最终报最高管理者批准。

4.2.3　标准操作规范（SOP）：各业务所和职能部门负责组织起草本所、本部门的SOP。各科室的SOP由科室负责人进行审核，最终交业务所负责人批准；各职能部门的SOP由部门负责人审核后交分管院领导批准。文件批准后，质量管理处最终确认文件已经过培训后确定文件的实施日期并予以发布。各部门起草文件时，如有必要，应请文件涉及的相关部门进行会审。

4.2.4　仪器设备性能确认类SOP文件由仪器设备管理处组织相关业务科室人员起草，经科室负责人审核后由仪器设备管理处负责人批准。

4.2.5　本实验室记录格式文件的制订要关联于操作指导性文件，如《实验室安全手册》、程序文件或SOP，在操作指导性文件中要说明记录要求，并设计相应的记录格式，制订成记录格式文件。记录格式文件的制订审批流程与其相关联的文件的审批流程一致。

4.2.6　本实验室制订的质量体系文件在起草环节结束后送审核人审核之前，均由质量管理处为文件赋予唯一编号。质量管理处在为文件编号前对文件进行初审，审核如果发现文件编制不符合要求、文件出现重复或者相互矛盾等问题，将文件退回原起草部门办理。文件制订审批、会审的过程均需建立工作记录，填写《文件制修订审批表》（编号）和《文件会审单》（编号）。

4.3　外来文件的收集、确认

各业务所和各职能部门的文件管理员负责组织收集外来文件，在纳入管理体系文件系统之前，提交所或部门负责人审核确认，同时确定文件的适用范围和发放范围，经批准确认后为文件赋予受控号，作为管理体系受控文件使用并管理。外来文件的审核确认需填写《外来文件确认审批表》（编号）。

4.4 文件的编号原则

4.4.1 质量体系文件编号原则

• 《质量手册》

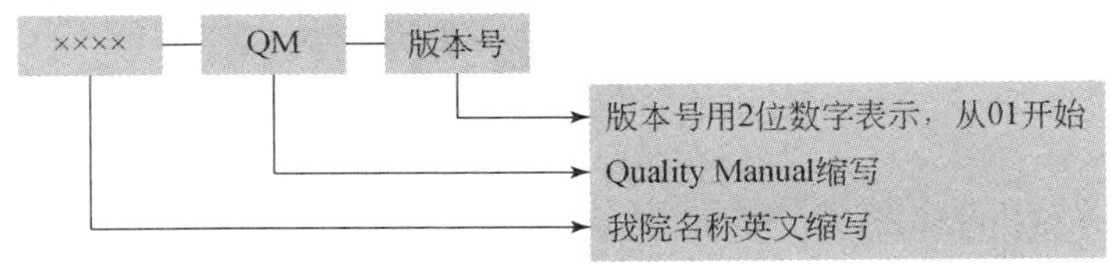

•《实验室安全手册》

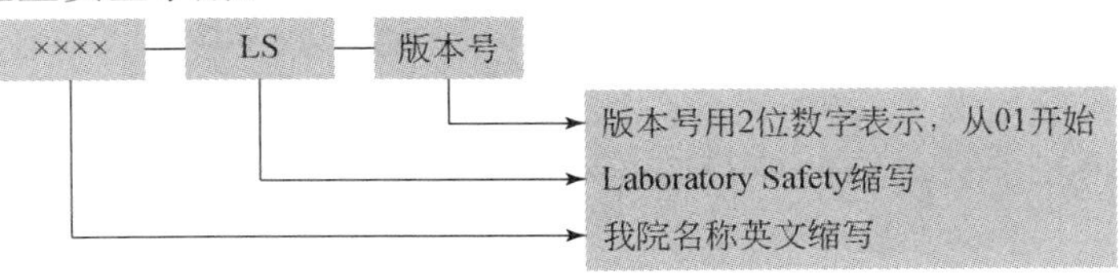

• 程序文件

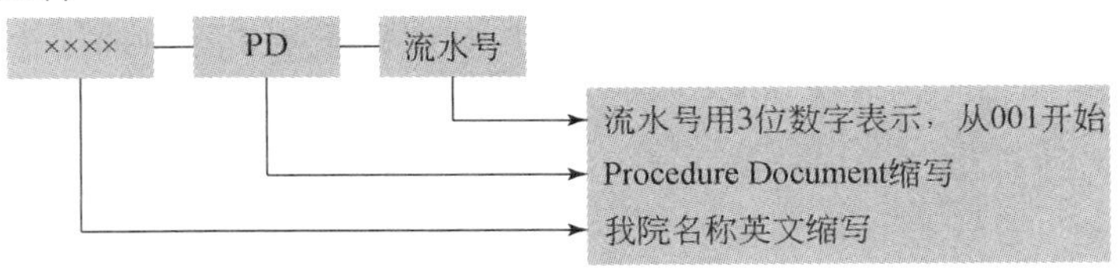

• 标准操作规范（SOP）

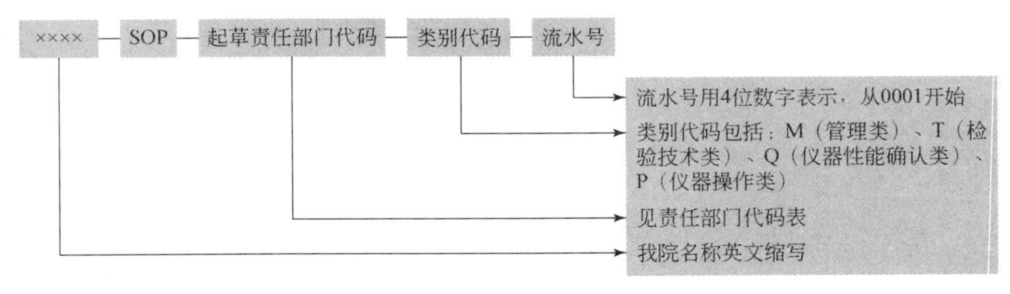

• 记录格式

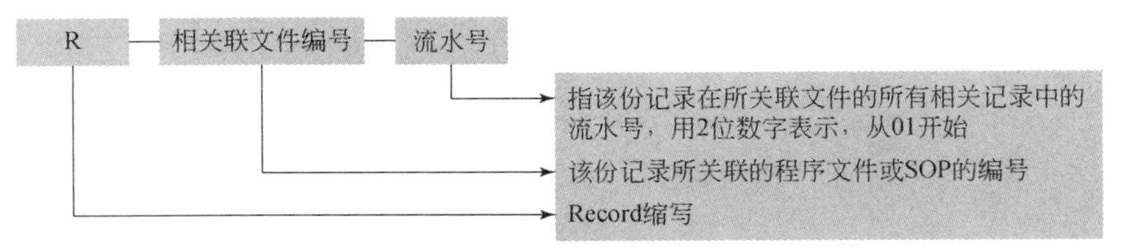

4.4.2 外来文件受控号的编号规则

此处所指的外来文件编号是文件的受控号，来自外部的管理体系文件，通常已经具有文件发布机构赋予的唯一编号。例如，行政文号、标准编号等，经确认

成为本实验室管理体系文件后，要对获得的所有副本赋予一个唯一受控号以便控制，外来文件受控号的编号原则为

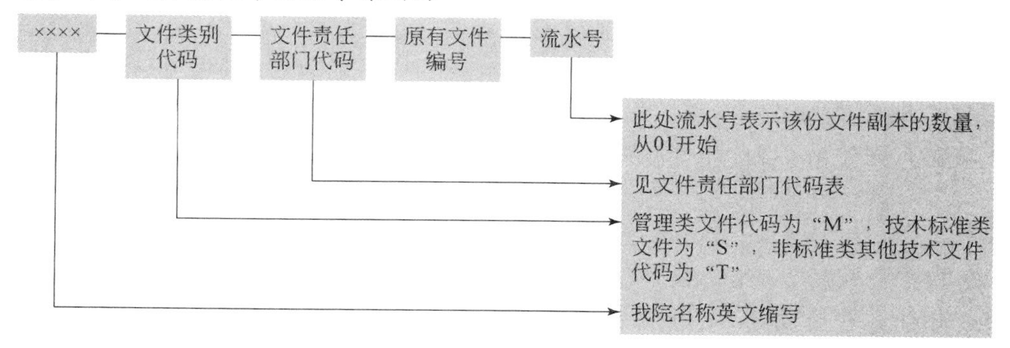

药典类文件没有原有文件编号，采用“缩写-分册号（年份/版本号）”表示。例如，《中国药典》2015 年版一部编为“ChP-Ⅰ（2010）”，药典增补本的代码为 ZB；ChP 代表中国药典、USP 代表美国药典、EP 代表欧洲药典、BP 代表英国药典、JP 代表日本药典。

4.5　文件的宣贯培训

管理体系文件在发布、发放之前需要对文件相关使用人员进行适当的培训后才能正式投入使用。内部制订管理体系文件的培训由文件起草部门组织进行，外来文件的培训由文件管理责任部门负责组织，培训完成后部门负责人需要对文件培训效果做出评价。培训的过程需要形成记录，填写《文件培训记录表》（编号）。

4.6　文件的发放和受控管理

4.6.1　质量体系文件的发布与发放

本实验室内部制订的质量体系文件由质量管理处以电子版形式在院内网管理体系文件电子管理系统中进行受控发布，一般不做纸张件发放。如因实际情况确实需要纸质版文件时，《质量手册》和《实验室安全手册》由质量管理处文件管理员统一发放，程序文件及 SOP 由各使用部门文件管理员根据本部门使用需求进行发放。记录格式文件使用人员可以从“质量体系文件电子化控制系统”中下载使用。

4.6.2　外来文件的发放

经审批确认为管理体系文件的外来文件由文件管理责任部门文件管理员根据本部门使用需求进行发放。外来文件以纸质形式发放使用，如所收集的外来文件是电子版文件，由文件发放部门文件管理员将文件打印为纸质文件进行发放，所收集的原始电子版文件由发放部门文件管理员在计算机系统中保存，按照《电子信息控制程序》（编号）进行管理。

4.6.3　文件的“受控”与“非受控”发放

本实验室管理体系文件的发放有受控和非受控两种发放形式，受控发放的文件是指在本院管理体系运行中使用文件，对其内容及版本的有效性要始终进行追溯控制；非受控文件是指因工作需要提供给外部单位的管理体系文件，文件发出后不再对其有效性进行控制。未经文件发放部门批准，任何人不得擅自复印文件的受控纸张件，不得向外单位提供管理体系文件（包括复印件）。本实验室内部制订质量体系文件的所有非受控发放由质量管理处负责。

4.6.4　文件发放的标识与发放登记

发放使用的管理体系文件纸张件上需要加以“受控”或“非受控”标识：受控标识中包含受控标记、分发号或受控号、责任人、发放时间、文件下次审核日期等信息；非受控标识中包含非受控标记、分发号以及文件用途的信息。从我院“质量体系文件电子化控制系统”中打印的纸质文件系统自行加以受控标识，其他途径发放的纸质文件由发放部门文件管理员使用“受控”章或“非受控”章标识，“受控”章或“非受控”章盖在文件封面页或首页的右上角。“受控”章和“非受控”章由质量管理处统一联系制作并发放各部门文件管理员使用。

4.6.5　文件的发放范围

文件发放范围的确定要遵守本实验室《保密管理办法》（编号）以及《保护客户机密和所有权程序》（编号）的相关规定。在批准的发放范围之外，文件的领用需要填写《文件领用/借阅审批表》（编号），经文件发放部门负责人批准后发放，负责人在审批时也要着重考虑文件是否涉及国家或客户机密信息的问题；文件的发放需要建立记录，填写《文件发放回收登记表》（编号）。

4.6.6　文件的借阅

为节约人力、物力的管理成本，文件使用人员在不影响工作效率的前提下应尽量减少纸质版文件的领用。短期或一次性使用文件时可以到其他持有纸张件的部门借阅使用，文件的借阅需填写《文件领用/借阅审批表》（编号），经文件持有部门负责人批准后由持有部门文件管理员办理借阅，借阅人使用完毕后应及时归还文件。

4.6.7　上墙文件和摘录件的管理

质量体系文件不得擅自张贴上墙，如有使用需要，需填写《文件领用/借阅审批表》（编号），经文件发放部门负责人批准后可自行制作或领取张贴件。张贴件同样要受控管理，加盖受控标识，文件发放登记时要备注为“上墙文件”。管理体系文件摘录件的发放管理与整份文件等同管理。

4.6.8　受控文件清单的建立

质量管理处文件管理员负责本实验室所有内部制订质量体系文件清单的建立

和维护，填写《管理体系文件控制台账》(编号)。各文件发放部门管理员建立并维护本部门的《管理体系文件控制台账》(编号)，对本部门发放使用的内部制订文件和外来文件进行台账登记。

4.7　文件的定期审核和变更控制

4.7.1　文件的定期审核

4.7.1.1　质量体系文件的定期审核

对于本实验室内部制订的质量体系文件，在下一次审核日期到来前一个月，各业务所和职能部门负责组织对本部门组织制定的文件进行审核，审核时重点关注文件内容对于管理体系文件的适宜性：是否能够满足各项外部法规、政策、技术规范及标准等的要求，是否与院内业务工作的实际情况相适应且满足管理体系良好运行和持续改进的需要，是否能够适应并满足客户的需求，文件中的职责规定是否明确清晰，相关文件间衔接是否通畅合理。审核后如无须修改，文件可以继续使用；审核发现需要修订的，按“4.7.2.1 质量体系文件的修订和改版”的相关要求启动文件修订流程。质量体系文件的定期审核需要填写《文件定期审核记录表》(编号)，审核周期按照下表1中规定执行。

表1　质量体系文件审核周期表

文件类型	审核周期（年）
质量手册	1
实验室安全手册	1
程序文件及相关记录格式	5
管理类SOP及相关记录格式	5
检验技术类SOP及相关记录格式	5
仪器操作类SOP及相关记录格式	10
仪器性能确认类SOP及相关记录格式	10

4.7.1.2　外来文件的追踪查新

各业务所和职能部门应对所收集、发放的外来管理体系文件在日常使用中随时对其版本有效性进行追踪，对于使用频率较低的外来文件，如半年之内未进行查新，要组织查新，外来文件的查新需要填写《外来文件定期查新记录表》(编号)。经追踪查新发现有变更的文件，要及时对旧文件进行替换更新。外来文件的追踪查新要指定专门人员负责。

4.7.1.3　文件审核、查新流程

文件定期审核和查新的结果也应经过审批，审批流程与文件制订审批流程一致。

4.7.2 文件的变更控制

4.7.2.1 质量体系文件的修订和改版

如需要对质量体系文件进行修改，由文件的原起草部门起草修改，按原文件制订的审签流程进行审批并填写《文件制修订审批表》(编号)，修改的文件批准后，质量管理处应尽快发布实施。我院质量体系文件的修改分为修订和改版两种情况，当对文件进行细小更改时，对文件进行修订。文件修订情况说明要在文件中有所体现，依照《质量体系文件撰写和编制的操作规范》(编号)执行。当出现以下情况时，应考虑管理体系文件的改版：

1)组织机构、人员或运行情况发生重大变化。

2)编制质量体系文件的依据如国家法律、法规和认可准则等发生变化。

3)经多次修订，局部修订已经难以满足要求或者由于某种要求必须换版。

4)记录格式文件的修改只做改版不做修订。修改的文件发布实施后，旧文件作废。

4.7.2.2 管理体系文件的废止

当管理体系文件系统中某份文件对管理体系的实际运行不再具有价值，或者外部文件作废时，应对该文件进行废止。文件的废止要经过适当的审批并形成记录，审批流程与文件制订或确认时的审批流程一致，填写《文件废止审批表》(编号)，文件废止后要按照原发放记录回收所有发放件，回收件按作废文件处置。

4.7.2.3 变更后文件的培训宣贯

管理体系文件(包括内部制订文件和外来文件)变更后，在替换发布、发放新版本文件之前，要针对文件变化情况和新文件内容对文件使用人员进行培训，参照“4.5”中的要求执行。

4.7.2.4 文件的替换更新

修订、改版后经批准实施的质量体系文件，新文件在质量体系文件电子化控制系统中发布的同时对旧文件进行替换。以纸张件形式发放使用的内部质量体系文件和外来文件，由文件发放部门文件管理员按照原发放登记进行发放，同时回收旧文件，原领用人在《文件发放回收登记表》(编号)上登记签字，回收的纸质文件按作废文件处理。

如文件使用部门需保留作废文件作为参考资料使用，由发放部门文件管理员加盖“作废”章和“参考资料”章，方可保存使用，同时要在文件发放回收登记中注明情况，“作废”章和“参考资料”章盖在文件封面页或首页的左上角。文件“作废”章和“参考资料”章由质量管理处统一联系制作并发放各部门文件管理员使用。

当领用人员所持有的文件严重破损或丢失，应到发放部门的文件管理员处说明，在文件发放登记表中注明情况，将破损文件交回，按作废文件处理。

4.7.2.5　外来文件的手写修改

本实验室内部制订的管理体系文件不允许手写修改。外来文件有勘误需要时，由文件管理责任部门组织领用部门文件管理员对本部门的所有相关文件进行手写修改勘误，修改之处应有修改人清晰的标注（单线杠改）、签名或盖章并注明日期。

对于成册发放的外来文件，如药典、成册标准等，当文件中部分章节或某个标准作废，但其他内容仍然有效时，文件管理责任部门应组织领用部门文件管理员对文件进行标识，在作废内容相应位置上加盖“作废”章，在文件封底加说明页，对文件内容版本有效性情况进行说明。

4.7.2.6　作废文件的处置

作废文件的纸张件，由文件管理责任部门保存一份原始件，加盖“作废”章后归入文件控制档案。其他副本由发放/回收部门文件管理员填写《文件销毁记录单》（编号），经部门负责人批准后有2人在场的情况下销毁并做好记录。文件“作废”章由质量管理处统一联系制作并发放各部门文件管理员使用。

文件作废后，保存在计算机系统中的电子版作废文件应归入文件的电子档案，按照《电子信息控制程序》（编号）进行管理。文件管理责任部门应开展监督，检查除电子档案文件外是否作废文件的其他电子版均已删除。如因工作需要要保留作废文件电子版当作参考资料使用，要采取适当的技术措施对文件进行标识，防止文件的误用。

4.8　文件的使用管理

相关人员应在管理体系文件规定或确认的使用范围内依照文件规定开展工作，按照记录要求做好工作记录。检验技术标准文件的使用管理及变更控制依照《标准使用管理及变更控制程序》（编号）执行。

4.9　质量体系文件的电子化控制管理

本实验室内部制订的质量体系文件的制修订、发布、纸质版文件打印控制、文件使用、废止、定期审核、文件控制记录的形成及档案保存等工作均在“质量体系文件电子化控制系统”中完成，具体操作流程、要求，以及电子系统中信息的管理控制依照《质量体系文件电子化控制操作规范》（编号）执行。

4.10　文件控制记录及档案的管理

质量体系文件的文件控制记录由质量管理处负责收集保存；其他文件控制记录由文件管理责任部门建立并收集。记录的形成遵守我院《记录控制程序》（编号）的相关要求。

一份文件控制档案中应包含文件所有历史版本和全部文件控制记录，文件控制档案的归档管理执行《档案管理办法》（编号）的相关规定。

4.11　文件管理员

本实验室内各部门都应指定一名本部门的文件管理员，负责管理体系文件控制管理相关工作。各业务所下设的业务科室指定科室文件管理员之外，业务所应指定一名所级文件管理员负责全所范围的文件管理工作。各部门文件管理人员姓名应到质量管理处备案登记，如有变化，应及时到质管处进行变更。

5. 相关文件

《公文处理办法》（文号）

《行政规章制度制修订管理办法》（文号）

《质量体系文件撰写和编制的操作规范》（编号）

《保密管理办法》（编号）

《保护客户机密和所有权程序》（编号）

《档案管理办法》（文号）

《标准使用管理及变更控制程序》（编号）

《质量体系文件电子化控制操作规范》（编号）

《电子信息控制程序》（编号）

《记录控制程序》（编号）

6. 相关记录

《文件制修订审批表》（编号）

《文件会审单》（编号）

《外来文件确认审批表》（编号）

《文件培训记录表》（编号）

《文件领用/借阅审批表》（编号）

《文件发放回收登记表》（编号）

《管理体系文件控制台账》（编号）

《文件定期审核记录表》（编号）

《外来文件定期查新记录表》（编号）

《文件废止审批表》（编号）

《文件销毁记录表》（编号）

三、《电子信息控制程序》编写示例

1. 目的

为加强我院信息化建设，规范电子信息管理，有效控制管理体系运行中产生的电子信息，确保电子信息的真实、完整、可用和安全，促进电子信息的有效利用，制定本程序。

2. 适用范围

本程序适用于我院管理体系运行中各项技术活动和管理活动，通过计算机等电子设备形成、办理、传输和存储，具有保存价值的文字、数据、图表、图形、图像、音频、视频等多种形式的电子信息，包括电子文件、电子记录和电子档案。

3. 职责

3.1　信息中心负责本实验室所有工作用计算机硬件和软件的综合管理；负责院内各电子信息系统中数据的备份；负责提供IT技术支持以及服务器和存储空间的保障；负责拟定电子信息相关管理性文件。

3.2　实验室内各部门负责本部门在各项活动中所产生的电子信息的收集、积累、整理、保密和归档等控制工作。

3.3　档案室负责电子档案的保存和使用管理。

4. 工作程序

4.1　电子信息生成和处理用硬件和软件

4.1.1　本实验室工作用计算机及相关硬件和软件产品的采购执行我院《仪器设备管理程序》（编号）中的相关规定。

4.1.2　工作用计算机及相关硬件的使用环境条件应符合计算机系统安全、稳定运行的环境要求。

4.1.3　工作用计算机及相关硬件和软件的使用、控制、维护、管理等操作，全院所有相关部门、人员依照《工作用计算机使用管理操作规范》（编号）执行。

4.1.4　在成品商业软件之外需要自行开发的信息系统或软件，其需求立项、审批、需求处理、项目验收等过程执行《信息化项目开发管理操作规范》（编号）。

4.2　电子信息的收集与积累

4.2.1　收集范围

电子信息的收集范围参照《文件控制程序》（编号）和《记录控制程序》（编号）中的相关规定执行。

4.2.2　收集积累要求

4.2.2.1　记录了重要文件的主要修改过程，有查考价值的电子文件应被保留。当正式文件是纸质时，与正式文件定稿内容相同的草稿性电子信息应当保留，特殊情况可根据实际条件或需要，确定是否保留。

4.2.2.2　保存与纸质文件内容相同的电子信息时，要与纸质文件之间建立准确、可靠的标识关系，保证电子信息可追溯。

4.2.2.3　在“无纸化”计算机管理系统中产生的电子信息，应采取更严格的安全措施，保证电子信息不被非正常改动；同时必须及时备份，存储于能够脱机保存的载体上。

4.2.2.4　用文字处理技术形成的电子信息,收集时应注明文件存储格式和属性。

4.2.2.5　用扫描仪等设备获得的图像电子文件，如果采用非标准压缩算法，则应将相关软件一并收集。

4.2.2.6　用视频、音频设备获得的文件及由计算机辅助设计或多媒体技术制作的文件，如果是非常用格式的，收集时应注意收集其压缩算法、存储格式等属性标识和相关软件，并且参数准确、数据完整。

4.2.2.7　通用软件产生的电子信息，收集时应注意收集其软件型号和相关参数；专用软件产生的电子信息，收集时必须连同专用软件一并收集。

4.2.2.8　计算机系统运行和信息处理等过程中涉及的各类参数、管理数据等应与电子信息一同收集。

4.2.3　收集积累方法

对于所收集到的电子信息要及时按要求进行备份保存，依照《信息系统数据备份管理操作规范》（编号）执行。

4.3　电子信息的整理与归档

4.3.1　电子信息的整理：应根据《档案管理办法》（编号）的有关要求，按内容、保管期限、密级等因素相对集中。

4.3.2　电子信息的归档：应定期把符合归档条件的电子信息，按档案管理要求的格式存储到可长期保存的脱机载体，归档电子信息应进行登记。

4.4　电子档案的移交与保管

4.4.1　电子信息整理归档后形成电子档案由各部门移交至档案室统一进行保管。档案移交的时机、移交和入库的程序及记录要求等依照《档案管理办法》（编号）中的相关规定执行。

4.4.2　档案室应配备相应的处理设备，以保证完成电子档案的管理工作。档案室接收归档时应对归档的每套载体进行检验，合格率应达到 100%。与纸质档案同时保存的电子档案可采取抽样检验的方法，样本数不少于总数的 20%，合格率应达到 100%。

4.4.3　电子档案的保管要求

电子档案保管除应具备纸质档案一般的要求外，还应符合下列条件：

（1）归档载体应做防写处理，不得擦、划、触摸记录涂层，载体应直立存放，做到防尘、防变形。

（2）环境温度选定范围：14～24℃；相对湿度选定范围：45%～60%。

（3）存放时应注意远离强磁场，并与有害气体隔离。

（4）电子档案在形成部门的保管，也应参照上述条件。

4.5　电子档案的有效性保证

4.5.1　电子档案的形成部门和档案室应对电子档案的存储进行登记，建立《电子档案存储设备登记台账》（编号）并统一在档案室备案，每满 1 年，到档案室更新备案台账。

4.5.2　档案存储设备环境更新时应确认库存载体与新设备的兼容性，如不兼容，应进行电子档案的载体转换工作，原载体同时保留时间不少于 3 年，相关变更办理手续执行《变更控制程序》（变更）。

4.5.3　磁性载体上的电子档案，每 4 年转存一次。原载体同时保留时间不少于 4 年。

4.5.4　存储每满 2 年，档案室组织进行一次电子档案抽样机读检验。抽样率不低于 10%，如发现问题应及时组织档案移交部门采取恢复措施。电子档案的抽查工作应填写《电子档案抽查记录表》（编号）。

4.6　电子信息的利用

4.6.1　电子文件的利用执行《文件控制程序》（编号）的相关规定。

4.6.2　电子记录的利用执行《记录控制程序》（编号）的相关规定。

4.6.3　电子档案的利用

4.6.3.1　电子档案的利用遵守《档案管理办法》（编号）中关于档案资料利用的相关规定。

4.6.3.2　电子档案的封存载体不得外借，利用时使用拷贝件。

4.6.3.3　具有保密要求的电子档案上网时必须符合国家或部门有关保密的规定，依照我院《保密管理办法》（编号）执行，要有稳妥的安全保密技术措施。

4.7　电子档案的销毁鉴定

4.7.1　电子档案的销毁，依照《档案管理办法》办理审批手续后，方可实施。

4.7.2　非保密电子档案可进行逻辑删除。属于保密范围的电子档案被销毁时，如存储在不可擦除载体上，需连同存储载体一起销毁并在网络中彻底清除。

4.8　统计

电子档案保管部门应按年度对电子档案的保管、利用等情况进行统计，依照《档案管理办法》（编号）要求执行。

5. 相关文件

《仪器设备管理程序》（编号）

《工作用计算机使用管理操作规范》（编号）

《信息化项目开发管理操作规范》（编号）

《文件控制程序》（编号）

《记录控制程序》（编号）

《信息系统数据备份管理操作规范》（编号）

《档案管理办法》（编号）

《变更控制程序》（变更）

《保密管理办法》（编号）

6. 相关记录

《电子档案存储设备登记台账》（编号）

《电子档案抽查记录表》（编号）

四、《质量体系文件撰写和编制操作规范》编写示例

1. 目的

为对本实验室内部制订的质量体系文件编写的体例及内容要求、文字要求和格式要求作出规定，规范质量体系文件的撰写和编制方法，特制订本文件。

2. 适用范围

适用于本实验室所有内部制订质量体系文件包括《质量手册》、《实验室安全手册》、程序文件、标准操作规范（SOP）和记录格式文件的撰写编制。

3. 职责

3.1　质量管理处负责对我院质量体系文件编写的体例、格式、文字和内容提出规范性要求。

3.2　由质量管理处负责人指定人员起草本规范并对文件内容进行解释。

4. 工作要求

4.1　质量体系文件的格式要求

《质量手册》、《实验室安全手册》、程序文件、标准操作规范（SOP）、记录格式文件的编制格式分别参照《质量手册模板》（附件1）、《实验室安全手册模板》（附件2）、《程序文件模板》（附件3）、《管理类SOP模板》（附件4）、《检验技术类SOP模板》（附件5）、《仪器操作类SOP模板》（附件6）、《仪器性能确认类SOP模板》（附件7）以及《记录格式文件模板》（附件8），文件标识、字体、行距、图标及编排等均按模板内注明的样式编辑。

各类质量体系文件的模板预设于“质量体系文件电子化控制系统”中，文件编制格式要求发生变化时，依照《质量体系文件电子化控制操作规范》（编号）的相关要求执行。

4.2　质量体系文件的文字要求

4.2.1　文字表达应表述准确、文字简明、文风一致、结构清晰、通俗易懂、语气肯定（避免用“大致上”“基本上”“可能”“也许”“原则上”之类词语）、逻辑严谨、避免产生不易理解或不同理解的可能性。宜用文字的用文字，宜

用图表的用图表。

4.2.2　文件中的术语和缩略语、符号、代号、单位、公式、图表应规范和统一。每个表、图应有编号（如表1、图1）和图题或表题，并分别置于表上方或图的下方的居中位置。

4.2.3　文件中提及或引用的接口文件及附表全部使用书名号“《》（编号）”表示，只引用文件名，不重复叙述引用文件内容。例如：××××工作依照《××××》（编号）要求执行。

4.2.4　文件中对工作记录做出要求时，引用记录格式文件名称及编号，按照××××工作填写《××××》（编号）的方式书写。

4.2.5　文件引用的支持性文件、接口文件和记录格式文件在“相关文件”或“相关记录”栏目中以在文件中出现的先后顺序排列。

4.3　质量体系文件的内容要求

4.3.1　基本要求

（1）系统性：应覆盖各项相关认证、认可准则及规范等对实验室管理的相关要求，针对实验室管理体系的全部要素，明确要求，做出规定；根据实验室的组织结构、具体工作流程和工作任务分布，规划文件系统的层次与构架，系统化地制订各项文件。

（2）协调性：应与外部相关法律、法规、管理规范、技术标准及规范等的要求相协调；内部制定文件之间应该保持内容的协调性，互相印证和互相补充，文件与文件之间的接口清晰明确，避免内容相互矛盾、不协调或职责不清。

（3）唯一性：应通过清晰、准确、简洁、全面的表达方式实现唯一的理解，对于同一个事项或活动相互矛盾的不同的文件不能同时存在和使用。

（4）适用性：应该本着“最简单、最易懂”的原则，应保证文件规定在实际工作中的可操作性，文件内容应始终满足各种外部规定、标准的要求以及实际工作的需要，发现文件不适合的情况，应及时做出修改、调整。

（5）见证性：在制订程序文件、标准操作规范（SOP）文件时要对工作中应形成的必要工作记录做出要求，并设计制订相关的记录格式文件，应保证记录格式文件具有充分的可溯性和见证性。

4.3.2　各层级文件的内容要求

4.3.2.1　《质量手册》

《质量手册》是规定本实验室质量管理体系的文件，对我院的组织管理和质量管理体系运行提出原则性、纲领性的要求。

（1）编制结构

《质量手册》在编制时应依次包括以下组成部分：封面页，前言（介绍单位基本情况：业务范围及职责、法律地位、服务对象、各类资源配置、地点及通讯方式等），改版说明（换版时需要），批准页，院长公正性声明，目录，手册正文，定义和术语，附录，修订记录页。

（2）《质量手册》正文部分内容要求

《质量手册》正文部分分章节编写，是对管理体系要素的描述，以《检测和校准实验室能力认可准则》中提出的各项管理要素和技术要素为主线编制相应章节，同时归纳入其他相关外部文件的规定要求。例如：《实验室资质认定评审准则》、认可准则在相关领域的应用说明、世界卫生组织《药品质量控制实验室良好操作规范》（WHO GPPQCL）、行业相关各项法律法规及行政规范性文件等，章节中的叙述要符合所选定的标准的要求并符合实际运作的需要，覆盖全面。

《质量手册》正文章节的内容应至少包括（不限于）以下几部分内容：①总则——主要阐明实施要素要求的目的及适用的活动；②要求——阐明实施要素要求的全部活动原则和要求，内容中应指明支持性工作程序或其他支持性文件，也就是阐明手册要求如何与其他相关支持性文件进行衔接；③相关支持性文件——列出支持性程序文件及其他相关文件的名称和编号；④参考文献——列出该章节编写依据的相关外部文件。

4.3.2.2　《实验室安全手册》

（1）编制结构

《实验室安全手册》在编制时应依次包括以下组成部分：封面页，前言（包括编制目的、编制依据、文件的适用范围、《实验室安全手册》的管理要求几部分内容），改版说明（换版时需要），批准页，目录，手册正文，定义和术语，附录，修订记录页。

（2）《实验室安全手册》正文部分内容要求

《实验室安全手册》正文分章节编写，要覆盖到实验室安全管理的各个领域和有关要素，如：实验室安全管理组织结构、实验室生物安全管理、理化实验室安全管理、辐射安全管理、毒麻精神药品与易制毒化学品管理、医疗废弃物管理、人员健康与安全管理、消防及安全保卫、各项安全事故应急预案等。安全手册正文第一章总则中对安全管理的组织结构分级进行描述外，其他章节中应按以下要求编写（但不限于以下内容条目）：①目的——主要阐明实施相关安全管理要求的目的；②适用范围——阐明相关管理要求适用的活动；③职责——阐明该安全管理领域或要素中各相关部门、各级各类人员应承担的职责；④工作要求与程序——阐明实施该项安全管理的各项原则、要求和工作流程，需要时明确具体的操作规范，工作中如需形成记录，要提出记录要求，并设计相应的记录格式（除非特殊需要，有关实验室安全管理的工作程序和操作规范尽量统一编制在《实验室安全手册》中，不另行制订分散的程序或SOP）；⑤相关支持性文件（如需要）——列出支持性程序及其他相关文件的名称和编号；⑥相关记录（如需要）——列出该章节中所有要求的记录格式文件的名称及编号；⑦参考文献——列出该章节编写依据的相关外部文件。⑧附件（如需要）——附件名称和编号在此栏目列明，附件内容附在本章节正文之后。

4.3.2.3　程序文件

（1）编制结构

程序文件包括首页和正文两个部分。首页上写明文件基本信息并记录文件审批流程，内容包括：文件名称、编号、起草人、审核人、批准人、批准日期、实施日期及版本号等；另外首页中还要记录文件修订的历史记录，包括修订说明。

（2）程序文件正文部分的内容要求

程序文件正文部分按以下顺序编写：

1）目的——阐明程序所控制的活动及控制的目的。

2）适用范围——阐明该程序所控制的活动、部门、人员等的范围。

3）职责——规定负责实施该项程序有关活动的相关部门、人员职责、权限和相互间的关系，明确归口管理部门、协作部门和具体执行部门；一个文件的归口管理部门只有一个。

4）工作程序

Ⅰ　按活动的逻辑顺序写出开展该项活动的各个细节，明确各环节的"输入—转换—输出"，即明确活动中资源、人员、设备、信息和环节等方面具备的条件，与其他活动接口处的协调措施。

Ⅱ　明确每个环节的转换过程中各项因素由谁或哪个部门做，什么时间做，什么场合做，做什么，做到什么程度，怎么做，如何控制以及所要达到的要求，所需要形成的记录、报告及相应签发手续。

Ⅲ　注明需要注意的任何例外或特殊情况，必要时辅以流程图。

5）相关文件（如需要）——列出与该程序接口的其他文件的名称和编号，只列出同级和（或）下级文件和外部文件，不列上级文件（如《质量手册》、《实验室安全手册》的相关章节）。

6）相关记录（如需要）——列出该程序所有要求的记录格式文件的名称及编号。

7）附件（如需要）——附件名称在此栏目列明，附件内容附在正文之后。

4.3.2.4　标准操作规范（SOP）

（1）编制结构

SOP文件包括首页和正文两个部分。首页上写明文件基本信息并记录文件审批流程，内容包括：文件名称、编号、起草人、审核人、批准人、批准日期、实施日期及版本号等；另外首页中还要记录文件修改的历史记录，包括文件的修订说明。不同类别 SOP 文件正文部分的编写要求不同。

（2）管理类 SOP 正文部分内容要求

管理类 SOP 是程序文件的细化和补充，用于指导某项具体管理工作的开展，其内容应包括（但不限于）：

1）目的——简要说明该管理 SOP 规定的事项以及要达到的目的。

2）适用范围——阐明该 SOP 所控制的活动、部门、人员等的范围。

3）职责——描述 SOP 所规范的工作项目中具体细化的工作职责与权限。

4）工作要求——在上级程序文件的基础上更加具体的对某项工作提出规范性要求，详述操作方法，内容不应与相关的程序文件相矛盾，应具有可操作性。

5）相关文件（如需要）——列出与该 SOP 接口的其他文件的名称和编号，只列出同级文件和外部文件，不列上级文件。

6）相关记录（如需要）——列出该 SOP 所有要求的记录格式文件的名称及编号。

7）附件（如需要）——附件名称在此栏目列明，附件内容附在正文之后。

（3）检验技术类 SOP 正文部分内容要求

检验技术类 SOP 正文中依次包含以下几部分内容：

1）简述——说明方法的原理及依据、目的和适用范围。

2）试剂、材料与仪器。

3）实验操作——按照实验步骤，准确详细地描述整个检验过程，明确操作要点和要求。

4）注意事项——操作时应注意的事项。

5）记录与计算——说明实验数据的记录要求与数据处理的计算公式。

6）结果与判定——对如何界定所得结果是否符合规定做出要求。

7）相关文件（如需要）——列出与该 SOP 接口的其他文件的名称和编号，只列出同级文件和外部文件，不列上级文件。

8）相关记录（如需要）——列出该实验所要求的所有记录格式文件的名称及编号。

9）附件（如需要）——附件名称在此栏目列明，附件内容附在正文之后。

（4）仪器操作类 SOP 正文部分内容要求

根据设备供应商提供的使用说明书，结合设备在实验室内的用途和使用要求，详细描述设备使用操作的过程和要求，除此之外，还要包括人员安全防护、仪器设备日常维护保养方法和要求等的相关内容。仪器操作类 SOP 命名时，名称中应包含设备的品牌、型号以及中文名称三部分信息。例如：Waters 2695 高效液相色谱仪操作规程。正文中应依次包含（但不限于）以下几部分内容：

1）简述——说明设备的组成和基本性能，如为单体机，组成可写成：主机一台。

2）操作步骤及要点——详细描述包括开关机、参数设定以及数据处理等要点在内的设备操作步骤、方法及要点。

3）注意事项——设备使用操作时应注意的事项，包括人员安全防护方面的注意要点。

4）日常维护与保养——设备日常维护与保养的方法、周期、责任人等方面的要求。

5）相关文件（如需要）——列出与该 SOP 接口的其他文件的名称和编号，只列出同级文件和外部文件，不列上级文件。

6）相关记录（如需要）——如设备的操作或维保过程中需要形成特定的记录，设计相关记录格式并在此项下列明记录格式的名称和编号。

7）附件（如需要）——附件名称在此栏目列明，附件内容附在正文之后。

（5）设备性能确认类 SOP 正文部分内容要求

对仪器设备性能确认的过程做出规定要求，其中也包括仪器设备期间核查的操作规程，正文中应依次包含（但不限于）以下几部分内容：

1）说明——说明性能确认方法的基本工作原理和性能确认目的、适用范围以及方法制订的依据。

2）项目及技术要求——列明性能确认的项目以及确认结果应达到的技术标准。

3）检测条件——列明实施性能确认所需的环境条件以及所需的设备、试剂以及材料等。

4）检测方法——依照检测方法，对性能确认过程的操作及要求进行阐述。

5）结果判定——对如何界定所得结果是否符合规定做出要求。

6）性能确认周期或期间核查间隔——对确认或核查的周期间隔做出规定。

7）相关文件（如需要）——列出与该 SOP 接口的其他文件的名称和编号，只列出同级文件和外部文件，不列上级文件。

8）相关记录（如需要）——列出性能确认或期间核查所要求的所有记录格式文件的名称及编号。

9）附件（如需要）——附件名称在此栏目列明，附件内容附在正文之后。

4.3.2.5 记录格式文件

设计记录格式时应注意保证记录信息的充分性、有效性和完整性，能够体现记录的真实性和准确性并且尽量能够做到标准化。管理工作记录在设计时要保证其对于管理体系的合规运行具有充分的见证性。

检验原始记录应包括（但不限于）以下内容要点：样品名称及编号；样品的

必要描述信息（批号、规格、剂型等）；送检单位和（或）生产单位；检验标准依据及样品检验用方法的详细说明，包括限度；检验者开始和完成检验的日期；所用试剂的名称、批号、来源、级别；所用对照品的名称及批（编）号；所用仪器设备的名称及编号；系统适用性试验结果（适用时）；对于试验操作过程的详细记录（特别注意关键数据的记录要求，如加样量、培养温度等）；检验检测结果（包括附加相关附件的位置，如色谱、光谱图等）；对结果的解释判定和最终结论（无论样品是否符合标准规定）；其他需要备注的事项，例如：对实验计划和（或）规定程序的任何偏离的说明、对检验标准和评价方法的详细解释、分包或协检的相关事项说明以及收到其检测结果的日期等；试验操作人员、结果复核人员的签字及日期；页码，总页数（包括附件材料）。

4.4 补充说明

4.4.1 在《质量手册》、《实验室安全手册》、程序文件及 SOP 文件的修订说明部分，只填写当前版本文件的历次修订情况说明，不填写文件所有版本的所有修订、改版情况说明，文件所有修改信息在“质量体系文件电子化控制系统”的文件电子档案中记录保存并提供查询，具体参照《质量体系文件电子化控制操作规范》（编号）执行。

4.4.2 个别文件如因特殊需要不能完全执行本文件中关于编制体例、格式设计以及内容设置方面的规定，要在质量管理处对文件进行初审时进行说明，经质量管理处批准后放行至下一步审核。

5. 相关文件

《质量体系文件电子化控制操作规范》（编号）

6. 相关记录

《质量手册》模板（编号）

《实验室安全手册》模板（编号）

程序文件模板（编号）

管理类 SOP 模板（编号）

检验技术类 SOP 模板（编号）

仪器操作类 SOP 模板（编号）

仪器性能确认类 SOP 模板（编号）

记录格式文件模板（编号）

五、《质量体系文件电子化控制操作规范》编写示例

1. 目的

为规范本实验室内部制订的质量体系文件在“质量体系文件电子化控制系统”

中的电子化控制流程，制订本规程。

2. 适用范围

适用于我院内部制订的质量体系文件，包括《质量手册》、《实验室安全手册》、程序文件、标准操作规程（SOP）以及记录格式等文件在质量体系文件电子化控制系统中的控制管理。

3. 职责

3.1　质量管理处负责“质量体系文件电子化控制系统”的日常运行管理；负责系统的常规使用维护和运行中问题和（或）故障的解释应答；负责系统使用的培训。质量管理处文件管理员负责上述工作内容的实际操作。

3.2　信息中心负责质量体系文件电子化控制系统的技术维护和支持，负责系统内电子数据的备份保存以及维护，依照《电子信息控制程序》（编号）执行。

3.3　实验室内系统使用人员负责按照《文件控制程序》（编号）中对各部门、各级、各类人员的文件控制职责要求，在质量体系文件电子化控制系统中各自权限下开展文件控制相关工作。

4. 工作要求

4.1　系统基本功能介绍

质量体系文件电子化控制系统实现了对我院内部制订的质量体系文件（包括《质量手册》、《实验室安全手册》、程序文件、标准操作规程（SOP）以及记录格式）的制订、修订、改版、发布、打印发放、使用、定期审核、废止、版本控制、电子记录档案保存等文件管理活动的全程电子化控制。

4.2　系统登录和权限管理

4.2.1　系统统一对我院内部正式职工开放，员工登录院内网首页后点击“应用入口”，在应用入口页面点击 “体系文件”，在系统登录页面中输入用户名（员工工号）和密码（默认为身份证后六位，个人首次登录后自行修改）后进入系统。

4.2.2　当有新员工调入或因工作需要需为聘用人员开放系统使用权限时，申请人填写《质量体系文件电子化控制系统权限申请表》（编号），由本部门负责人批准后交质量管理处文件管理员办理。

4.2.3　系统内设置以下几种使用权限

低端使用权限——此类权限下人员只能够在系统中进行基本的查找文件、阅读、使用文件的基本操作，不具有发起任何文件控制工作流程的权限。

普通操作权限——系统默认为我院正式职工开放普通操作权限，此类权限下人员能够查找、阅读、使用文件，也可以发起文件制修订、定期审核、废止等文件控制流程，但不能对文件进行打印操作。

文件管理员权限——为院内各部门文件管理员开放文件管理员权限，此类权限除具有普通操作权限内容外，还可以对文件进行受控打印。

系统文件管理员权限——系统文件管理员具有最高级别权限，为质量管理处文件管理员开放，除查找、阅读、使用文件，发起文件控制流程、受控打印等操作外，还可以进行文件发布、查看文件历史版本档案、查看系统中进行的所有文件控制流程，对故障或异常的流程进行终止，从后台调整系统使用人员权限等操作。系统文件管理员权限赋予质量管理处文件管理员。

4.3　系统的使用操作

质量体系文件电子化控制系统参照本 SOP 的培训资料中的操作指南进行使用，培训资料可以从系统培训大厅中《质量体系文件电子化控制操作规范》（编号）的培训界面下载。质量管理处负责针对系统的使用向相关人员进行培训，并在日常工作中提供操作指导。

4.4　电子化文件控制流程

4.4.1　文件的制订

系统中文件制订电子流程中的环节设置以及起草、审批的权限的分配依照《文件控制程序》（编号）中的要求设计，各级人员按照各自职责进行操作。《质量手册》、《实验室安全手册》、程序文件、SOP 及记录格式等各类文件的详细电子制订流程参见附件 1～4：各类质量体系文件制订流程图。系统中预存有各类文件的格式模板，文件的起草依照《质量体系文件撰写和编制的操作规范》（编号）中的相关规定执行。当质量体系文件格式要求发生变化，文件模板有所改变时，系统文件管理员要及时替换电子系统中存储的起草模板。

4.4.2　文件的发布

4.4.2.1　所有经审核批准并完成培训的制订任务到达后，质量管理处文件管理员依照系统操作要求生成文件首页及正文的 pdf 版本，合成后进行上传，完成文件发布。

4.4.2.2　对于《质量手册》、《实验室安全手册》、程序文件和 SOP，平台以只读不能修改的电子版形式发布以供阅读使用，不提供下载；对于记录格式文件，以只读不能修改的电子版形式发布以供阅读，同时还提供 word 格式文件以供下载使用，要求相关人员随使用随下载，不得将该 word 文件存放在本机电脑，以免使用到失效或作废的文件；不得擅自修改记录表格中已经批准固定的内容。

4.4.2.3　文件如有特殊接触权限要求，文件制订任务发起人在发起任务时在系统内提出特殊接触权限要求，文件起草人在起草环节设置具体的接触权限。设置了特殊接触权限的文件，发布之后只有赋予了权限的人员能够查看文件；如未提出特殊权限要求，系统中发布的管理体系文件默认对全院职工开放阅读权限。

4.4.2.4　文件起草人员在发起文件制订任务时，应在系统文件库中选择文件的相关文件，以便审核、批准人员参考。

4.4.2.5　文件制订的审签记录在系统后台按照固定格式《文件制修订审批表》（编号）自动生成，需要会审的文件会审过程生成《文件会签单》（编号），表格中相关人员的审批签字为电子签名自动导入。

4.4.3　文件的修订、改版

文件修订、改版的电子流程中的环节设置以及权限的分配同样依照《文件控制程序》（编号）中的要求设计，各类文件修订、改版的电子流程参见附件5～8：各类质量体系文件修订、改版流程图。修订和（或）改版的文件一经批准发布，旧版本文件立即被新版文件替换，除系统文件管理员外，其他人员只能查看到文件的最新现行有效版本，系统文件管理员可以查看文件各个历史版本。文件修订、改版工作形成的记录在系统中生成《文件制修订审批表》（编号）。

4.4.4　文件的培训

根据《文件控制程序》（编号）要求，制订、修订的质量体系文件要经过有效的培训宣贯后才能正式发布实施，系统在文件制订、修订流程中设置文件培训和培训效果评估环节，文件起草人在线发起培训，选择培训对象，培训对象收到培训任务后在线对文件进行学习，最终由起草部门负责人对培训完成情况进行确认后提交发布。

已经发布实施的文件，如需进一步开展后续培训，由文件起草部门负责人发起文件培训任务，指定培训办理人，培训办理人收到培训任务后办理培训，由文件起草部门负责人确认培训效果后完成培训流程。

培训过程在系统中完成记录填写，生成《文件培训记录表》（编号），文件培训如有其他培训教材或资料由培训办理人上传，被培训对象可以在培训任务中下载使用。

工作人员在系统首页“培训大厅”栏中查看所有待培训的任务，点击进入后查看待培训的文件和培训相关资料；通过系统也可以查看到个人名下所有已完成或未完成的培训任务；培训评估人可以查看相关人员完成培训情况；系统文件管理员可以在培训大厅中查看院内所有培训任务的完成情况。

4.4.5　文件的定期审核

系统按照《文件控制程序》（编号）中的相关的规定设计文件定期审核流程中的各个环节并分配权限，详见附件9：文件的定期审核流程图。对文件进行定期审核后，系统根据文件定期审核周期自动计算并更新下一次审核日期。对于即将到达定期审核期限的文件，系统会提前一个月进行审核预警提示，预警提示集中显示于系统首页的“待审通知”栏中并提供文件审核链接，各相关部门应在下次审核到期前组织完成文件的定期审核。文件定期审核工作记录由系统生成《文件定期审核记录表》(编号)。

4.4.6　文件的废止

系统按照《文件控制程序》(编号)中的相关的规定设计文件废止审批流程中的各个环节并分配权限，详见附件10：质量体系文件废止流程图。经废止的文件档案转入“已作废文件”项下，只有系统文件管理员才能进入查看，其他权限无法接触已作废文件档案。文件废止审批流程在系统中自动生成《文件废止审批表》(编号)。

4.4.7　文件控制流程操作注意事项

4.4.7.1　流程的意外终止　一般情况下，文件控制流程在完成最后一个环节后终止。但特殊情况下，系统文件管理员具有权限终止任何进行中的流程；流程发起人可以采用取回操作终止流程，流程意外终止，系统中原文件及相关信息不会发生更改。

4.4.7.2　任务的退回　流程中各环节如发现文稿中存在的问题可以逐级进行退回，接到退回任务的人员可以根据退回的办理意见对文稿进行修改后重新提交；如果发现文件基本信息如文件名称、编号、版本信息等有问题需退回至任务发起人进行修改后重新提交。

4.4.8　文件变更通知

质量体系文件经制订、修订、改版、废止或定期审核等操作后发生变更时，系统会自动生成文件变更通知，在平台使用人员登录系统时，最近的5条变更通知会自动弹出，说明文件变更情况，以便相关人员及时获得文件制订及更改的相关信息，所有文件变更通知也可以在首页的通知栏中查看。

4.5　质量体系文件的使用

4.5.1　文件检索

工作人员点击“查看文档”进入文档页面，页面显示所有管理体系现行有效文件的条目，默认以文件更新时间由近到远的顺序排列；使用人员可以通过输入不同的索引条件如文件名称、编号、文件类型、起草部门、主题词等来缩小检索范围或直接查找某一份文件。在查看某一份文件时，也可以进行词句的全文检索。

4.5.2　使用、查看文件

在查看文档页面点击“查看文件”可以直接查阅文件内容。点击“查看档案”可以进入文件档案页面，查看文件控制相关信息，包括该份文件的历史沿革情况、相关文件链接及相关记录列表等，也可以通过文件档案页面查看文件，或进行文件打印、相关记录下载等操作；点击“相关文件”可以查看到文件的其他关联文件。系统文件管理员可以在文件档案中查看到文件所有历史版本以及文件控制流程中生成的各项电子记录。

文件档案中的历史沿革情况中包含文件历次改版/修订的修改说明、改版/修订批准及实施的日期、改版/修订的起草人及审批人等信息，由系统自动采集生成。

4.5.3　文件控制台账

系统在内文档列表时按照《管理体系文件控制台账》(编号)的格式显示，当需要生成内部制订质量体系文件控制台账时，文件管理员可以在“查看文档”页面勾选所需的文档条目，使用“导出列表”功能将文档条目信息生成Excel格式的列表，可以作为文件使用登记或用于统计分析。系统管理员应对内部制订管理体系文件年度的变更情况进行统计，统计分析结果用于支持实验室的管理评审和持续改进。

4.6　文件的打印发放

4.6.1　为满足工作中纸质文件的使用需要，依照《文件控制程序》(编号)中的相关要求，《质量手册》和《实验室安全手册》只对质量管理处文件管理员开放打印权限，由质量管理处统一打印发放；程序文件和SOP文件对各部门文件管理员开放打印权限，当有使用需要时，各部门文件管理员负责打印受控纸张件并发放。系统在打印件上自动生成受控标识，打印发放的纸张件的管理参照《文件控制程序》中的相关要求执行。

4.6.2　质量体系文件的打印会在系统中自动记录，系统文件管理员定期使用系统中打印统计功能提取打印记录，按照打印记录对文件的打印及纸张件的受控情况进行检查。

4.6.3　各部门应随时追踪系统中文件变更情况，保证持有的纸张件与电子平台发布的文件保持一致，发现不一致时以电子版为准。

4.7　文件控制档案的保存

4.7.1　文件纸张件的保存

系统文件管理员将发布时上传的pdf文件打印成纸张件作为文件原始纸质件保存，文件电子版在计算机系统中保存。

4.7.2　文件控制记录及档案的保存

当文件的制修订、定期审核、废止等控制流程完成后，系统文件管理员从系统中导出《文件制修订审批表》(编号)、《文件会签单》(编号)、《文件培训记录表》(编号)、《文件定期审核记录表》(编号)、《文件废止审批表》(编号)等文件控制记录并打印，与文件原始纸质件一同保存。文件控制记录电子版在计算机系统中保存。

保存在计算机系统中的文件及文件控制记录的管理执行本实验室《电子信息控制程序》(编号)。

4.8　文件控制工作信息反馈与交流

管理体系运行过程中，通过各类审核（内审、外审等）、日常监督或工作人员在实践中的发现和体会，可能会发现文件或文件控制系统中存在的问题和不足，这些问题和相应的改进意见应及时反馈给系统文件管理员，以便及时启动文件修订或进一步完善工作方法或流程。工作人员可以通过系统意见箱将意见、建议等发送给系统文件管理员，由系统文件管理员统一对问题进行处理或组织采取相应措施，处理完成后要对相关意见或建议进行反馈。

4.9　电子发布平台的日常维护

信息中心负责平台的技术支持，负责系统内电子数据的备份保存以及日常技术维护，随时对系统日常使用中的技术问题进行处理。

系统文件管理员负责收集针对文件控制系统的意见与建议，对一般性问题进行处理；需要时，协调信息中心相关人员解决系统技术问题。

系统文件管理员可以后台监控全院所有文件控制流程以及文件打印情况，应在日常工作中对通过系统对本实验室文件控制工作进行监督，适时督促相关部门或人员及时完成各自代办事项，在过期前及时完成文件的定期审核。

5. 相关文件

《文件控制程序》（编号）

《档案管理办法》（文号）

《电子信息控制程序》（编号）

《记录控制程序》（编号）

《质量体系文件撰写和编制的操作规范》（编号）

6. 相关记录

《质量体系文件电子化控制系统权限申请表》（编号）

《文件制修订审批表》（编号）

《文件会签单》（编号）

《文件培训记录表》（编号）

《文件定期审核记录表》（编号）

《文件废止审批表》（编号）

《管理体系文件控制台账》（编号）

7. 附件

附件 1:《质量手册》的制订流程图

附件 2:《实验室安全手册》及相关记录格式的制订流程图

附件 3：程序文件及相关记录格式的制订流程图

附件 4：SOP 文件及其相关记录格式的制订流程图

附件 5:《质量手册》的修订流程图
附件 6:《实验室安全手册》及相关记录格式的修订流程图
附件 7：程序文件及相关记录格式的修订流程图
附件 8：SOP 文件及其相关记录格式的修订流程图
附件 9：文件的定期审核流程图
附件 10：文件的废止流程图

附件 1

《质量手册》的制订流程图

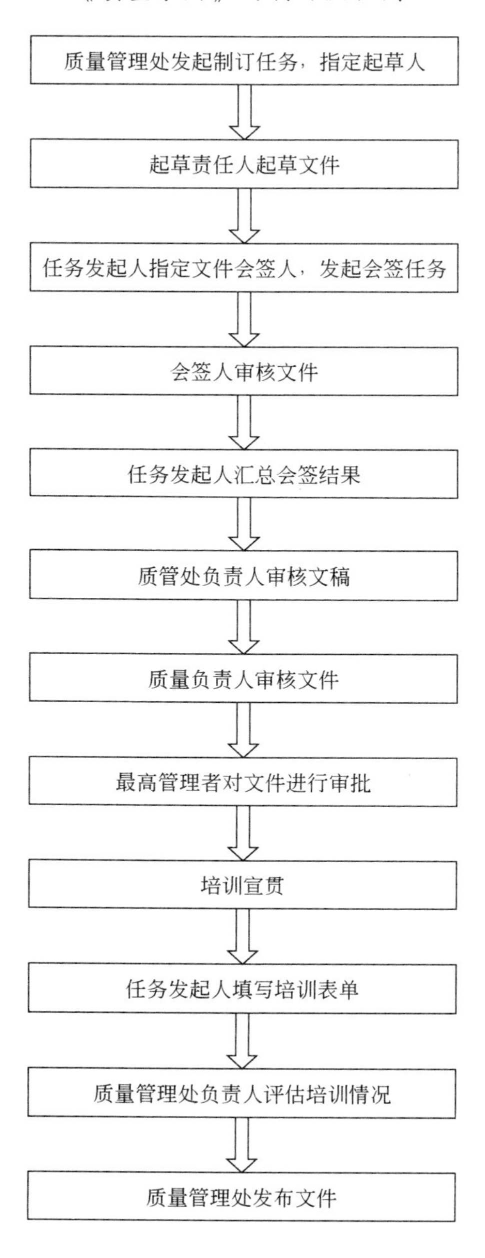

附件 2

《实验室安全手册》及相关记录格式的制订流程图

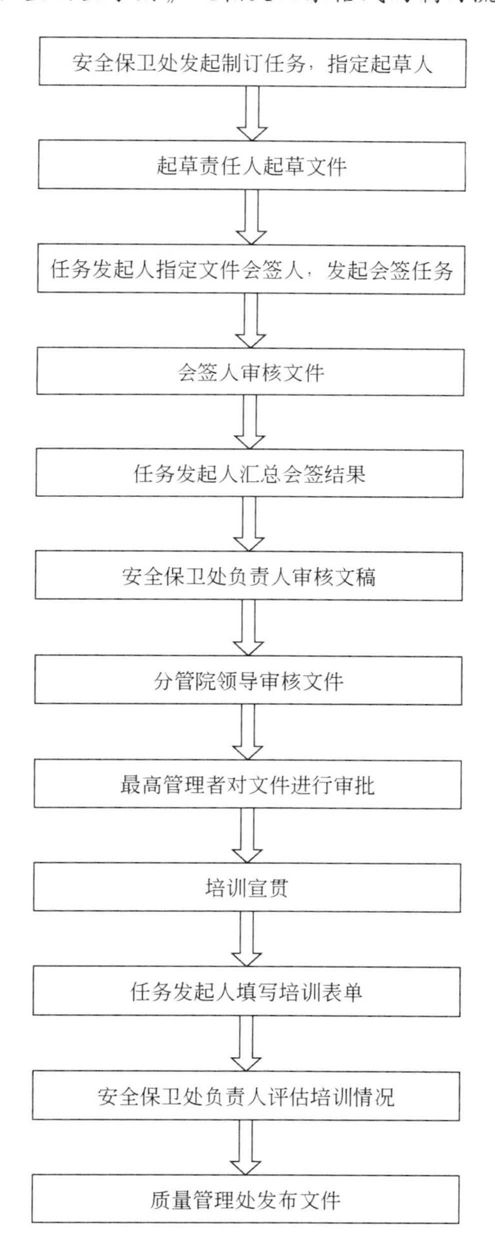

附件 3

程序文件及相关记录格式的制订流程图

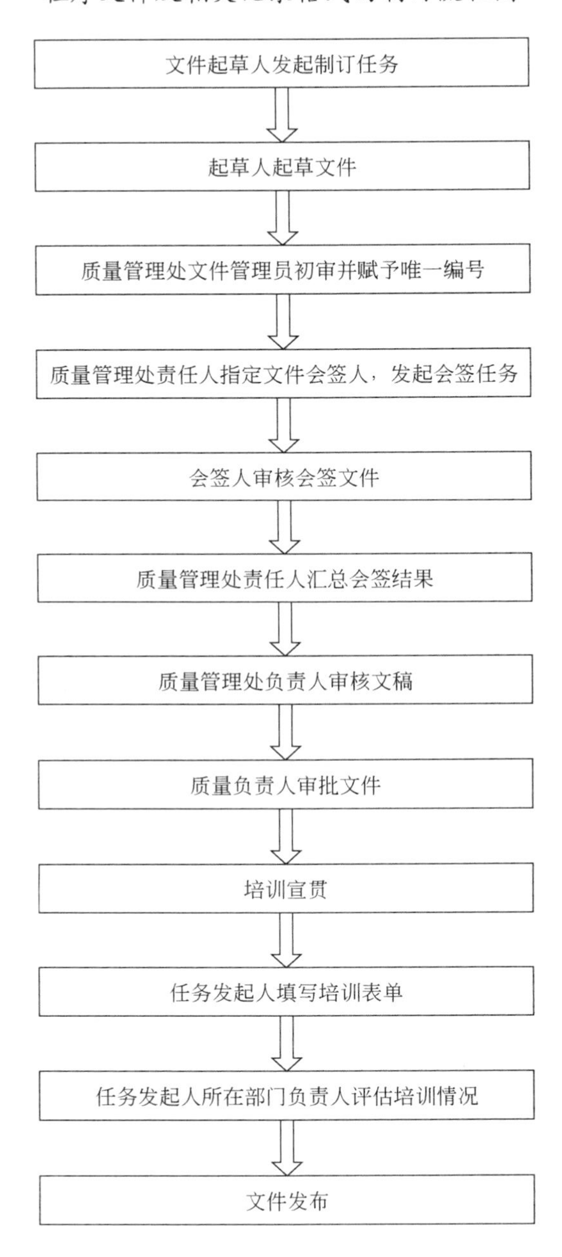

附件 4

SOP 文件及其相关记录格式的制订流程图

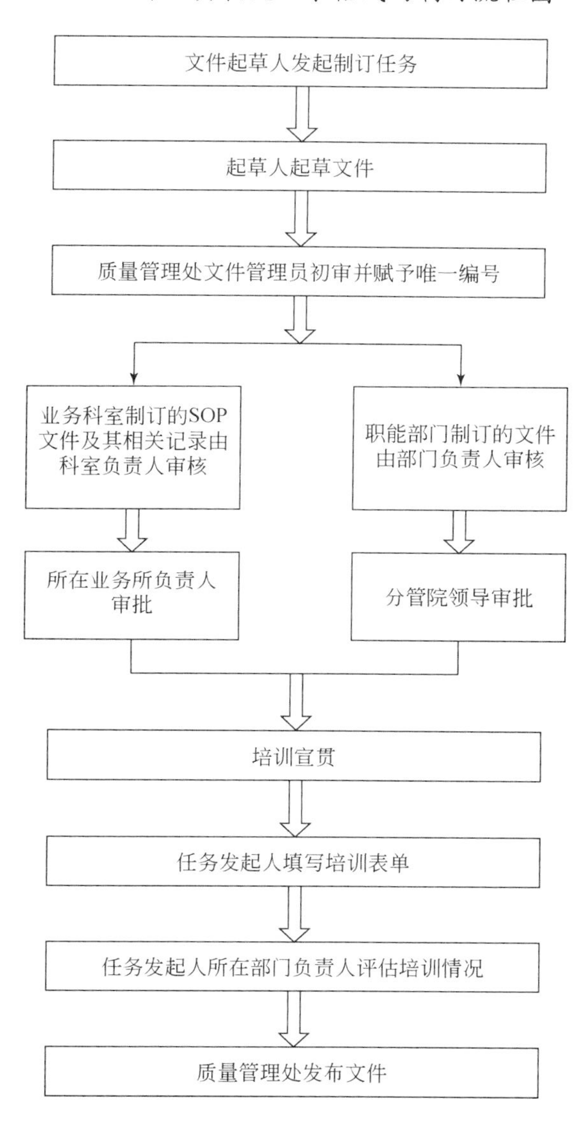

附件 5

《质量手册》的修订流程图

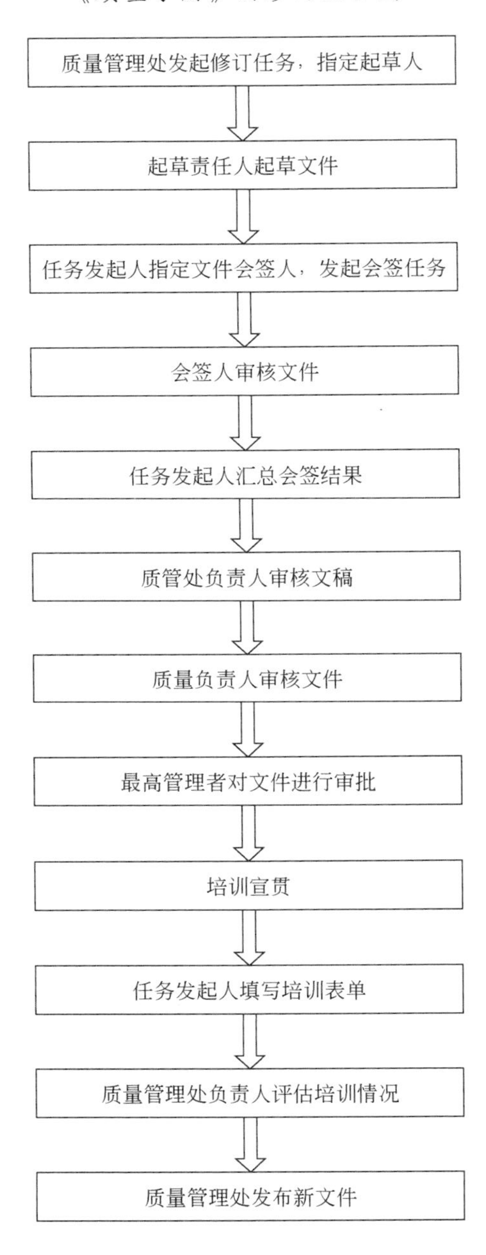

附件 6

《实验室安全手册》及相关记录格式的修订流程图

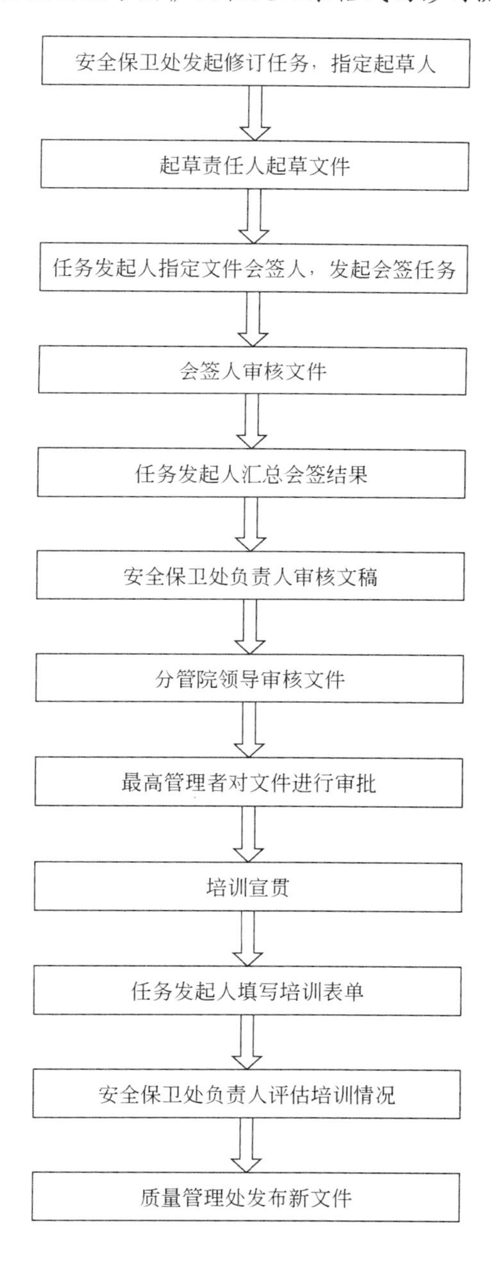

附件 7

程序文件及相关记录格式的修订流程图

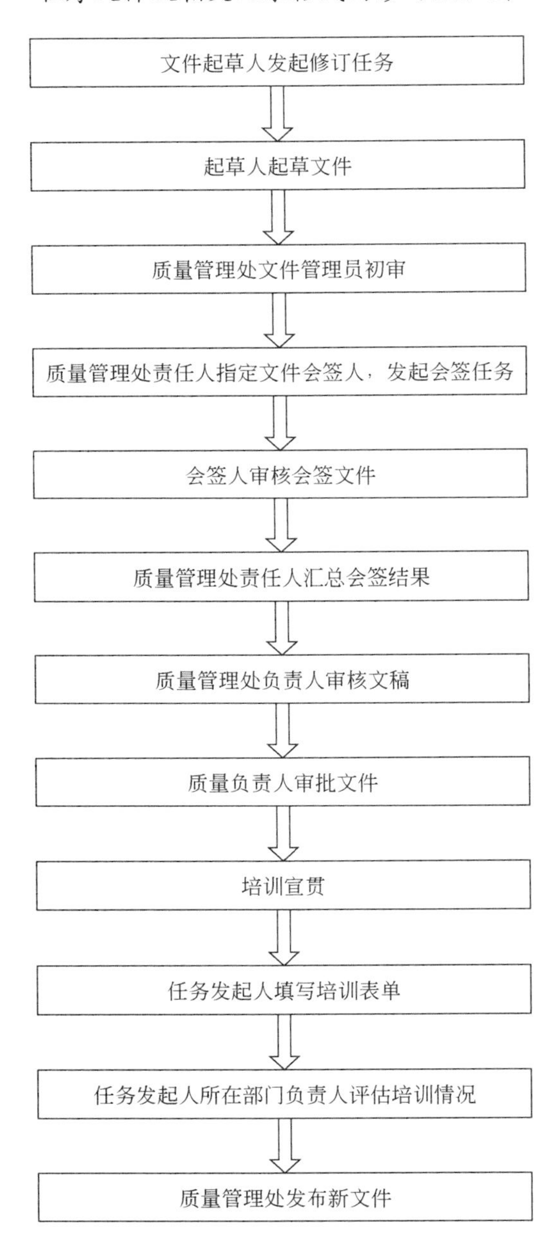

附件 8

SOP 文件及其相关记录格式的修订流程图

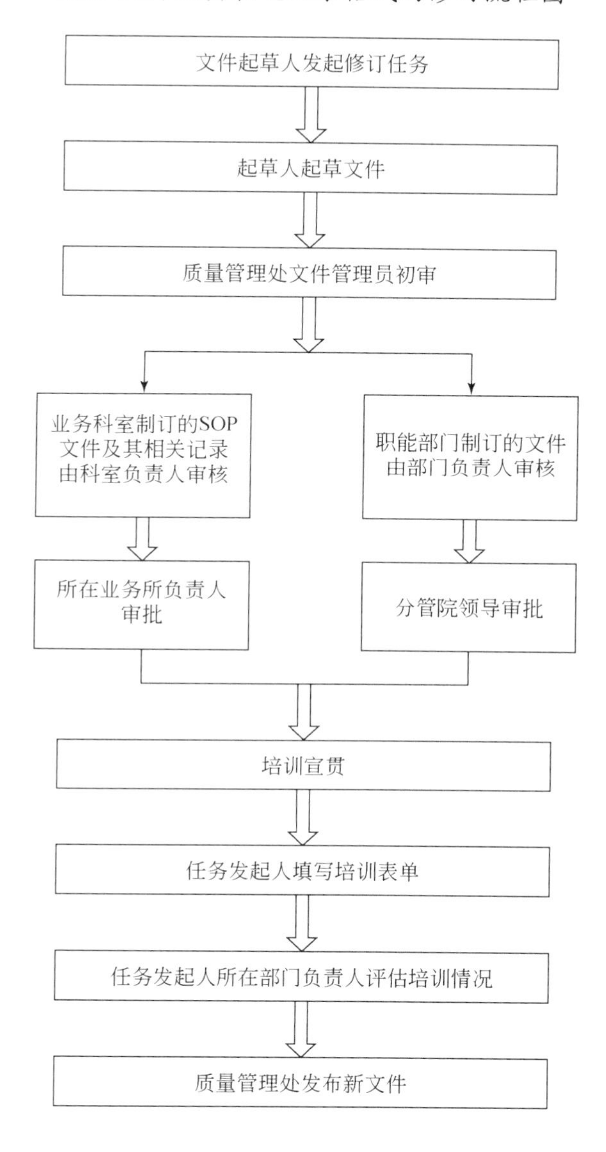

附件 9

文件的定期审核流程图

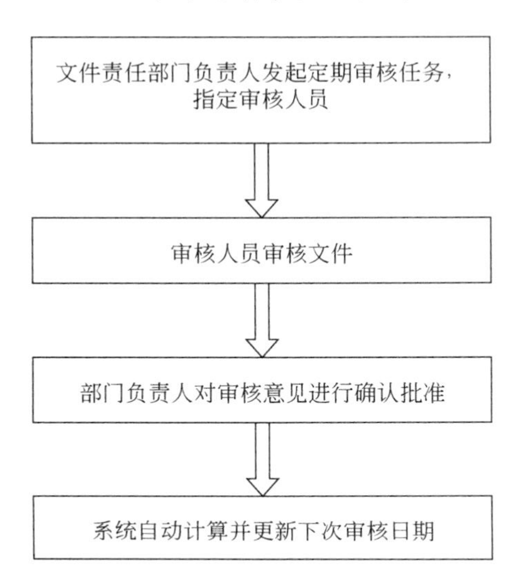

附件 10

文件的废止流程图

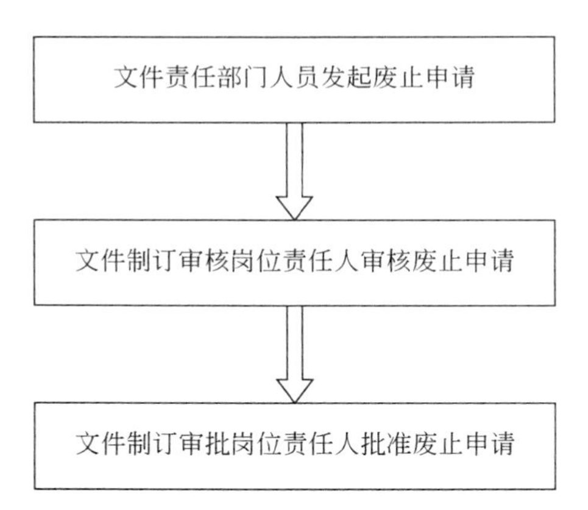

参 考 文 献

陈旻，杨德忠，阮桂平，2014. 浅述药品检验实验室管理体系文件控制的要点. 今日药学，24（7）：473-474.
陈省平，蓝秀健，彭毅，2014. 实验室生物安全管理体系的文件化. 实验室研究与探索，33（6）：276-279.
程红革，韦汝珍，陈晓丽，等，2014. 医学实验室管理体系文件的控制. 国际检验医学杂志，35（4）：507-509.
冯华，2011. 信息化时代电子档案和纸质档案长期并存的思考. 科技创新导报，9：224-226.
冯继宣，李劲东，周武锋，2010. 电子化趋势下企业质量管理体系文件控制研究.浙江档案，4：30-31.
国家认证认可监督管理委员会，2016. 检验检测机构资质认定评审准则. 国认实〔2016〕33 号.
国家认证认可监督管理委员会，2006. 实验室资质认定评审准则. 国认实函〔2006〕141 号.
国家认证认可监督管理委员会，2015. 检验检测机构资质认定评审准则. 国认实〔2015〕50 号.
赫雅秋，刘群，2014. 浅议质量管理体系文件. 中国新技术产品，6：165.
侯长满，闫道广，2015. 计量实验室管理体系中文件的控制与管理. 计测技术，2015，35（zl）：264-267.
黄保荣，唐春莲，2013. 实验室质量管理体系文件的编写. 国际检验医学杂志，34（19）：2631-2633.
金诗瑶，2013. 浅谈如何做好实验室管理体系文件的控制. 现代测量与实验室管理，6：56-57.
李波，张河战，2014. 药品检验实验室质量管理手册.北京：中国标准出版社.
梁萍，2011. 浅议实验室文件控制. 管理观察，9：201.
孙茜，孙冬梅，倪京平，2013. 如何编写食品检验机构资质认定管理体系文件. 中国保健营养，2：133-134.
王磊，2012. 电子文件管理系统在企业信息自动化中的应用. 计算机技术与自动化，31（3）：124-126.
王华军，2014. 关于质量管理体系文件的几点思考. 现代经济信息，19：89.
王英杰，孟祥梅，2014. 检验检疫实验室管理体系的建立与存在的问题. 食品安全质量检测学报，5（5）：1571-1574.
吴铁民，岳启建，2014. 实验室质量体系和体系文件的策划. 理化检验-化学分册，41（9）：608-610.
席静，黄华军，陈文锐，2007. 实验室质量管理体系中的文件控制. 检验检疫科学，17（1-2）：

93-94.
须蕊，2010. 档案电子文件与纸质文件的思考. 华北煤炭医学院学报，12（2）：261-262.
杨美成，陈家良，张河战，2012. 试论药品检验实验室质量管理体系的文件化. 中国药事，26（12）：1326-1329.
杨婷，赵敏，2013. 实验室文件控制网络化管理的设计与应用. 计量与测试技术，40（9）：50-51.
袁敏，2009. 检测实验室质量管理体系的文件化. 科学观察，4：113-114.
张悦，郑东，张应辉，2015. 支持动态授权和文件评价的访问控制机制. 计算机应用，35（4）：964-967.
张河战，毛歆，张才煜，2011. 世界卫生组织药品质控实验室管理规范简介. 中国药事，25（3）：301-312.
张燕霞，李梅，2012. 食品实验室质量管理体系中的文件控制.科技资讯，29：181-183.
中国合格评定国家认可委员会，2006. 检测和校准实验室能力认可准则. CNAS-CL01：2006.
中国合格评定国家认可委员会，2010. 实验室认可基础知识培训教程（试行版）.
中国合格评定国家认可委员会，2018. 检测和校准实验室能力认可准则. CNAS-CL01：2018.
周建芬，刘萍，2008. 文件的电子化与电子档案的管理方法初探. 大众商务，28（1）：155-156.
World Health Organization（WHO），2010. WHO Guideline on Good Practices for Pharmaceutical Quality Control Laboratories，WHO Technical Report Series，No. 957. Geneva：WHO.

附录1 药检系统实验室管理体系文件编制与文件控制常见问题与解答

中国食品药品检定研究院中青年发展研究基金项目资助的研究项目课题——药品检验机构实验室管理体系文件控制通用要求的研究。课题组在研究中通过邮件、函件等方式向药检系统多家实验室发放调查表，收集药检系统实验室在管理体系文件编制与控制方面存在的疑惑，收集这些问题后将其分为文件编制、文件控制、文件修订及审核、电子文件及外来文件五大类，经课题组成员讨论后，给出回复，以供参考。

一、文件编制

Q1. 质量手册的编排是依据ISO/IEC 17025按要素，还是章节方式？（我单位采用章节方式，程序文件和记录表格与质量手册的章节相关联）

A1：质量手册的编排方式没有固定要求，按要素编制还是按章节编制各有利弊，实验室可根据自身的规模、业务范围以及需要遵循的外部文件的要求来编制质量手册。本书“第三章 二、各类文件编制的格式和内容要求”中给出了质量手册的编制体例和按章节编排样式，可供参考。无论用何种方式编制质量手册均需要满足内容覆盖全面和方便查找使用两个原则。

Q2. 有必要按不同的部门分别建立管理制度和操作规程（SOP）吗？

A2：是否按照不同的部门分别建立管理制度和SOP是要根据管理和业务工作的实际需求来定的。本书“第三章 二、各类文件编制的格式和内容要求 3. SOP”介绍了SOP（含管理制度）的分类和要求。是否按部门建立SOP要根据SOP涉及的范围而定，如某些SOP仅涉及某个部门，并不与其他部门交叉，则可以按部门来建立，若某些SOP可能涉及多个部门（如仪器操作SOP，可能多个部门均有此仪器），则最好统一制订SOP，以免不同部门制订的SOP出现差异。实验室的管理体系文件，不论是程序文件还是SOP，对某一事项应尽量在一个文件中描述，应避免文件的交叉重复和内容冲突。

Q3. 哪些内容必须写到质量手册里？（例如，质量目标：①检验差错率小于0.5%；②检验事故率小于0.1%；③国家药品抽验全检率大于98%。另外，有专家认为国家药品抽验全检率不是质量目标，也有专家认为应把所有岗位的人员名单、人员签名识别信息、程序文件目录都写进质量手册）

A3：本书“第三章 二、各类文件编制的格式和内容要求”中阐述了质量手册应包含的主要内容。质量目标是组织在质量方面所追求的目的，质量目标通常是依据组织的质量方针制订，在一定的时间或限定范围内，组织所规定的与质量有关的预期应达到的具体要求、标准或结果。检测实验室的质量目标中建议涵盖有关检验检测结果质量保证、服务效率以及质量和效率保证的目标等内容。这些目标以何种量化形式在不同实验室内体现，各实验室可以根据自身业务范围和管理体系运行情况分别制订。

所有岗位人员名单、人员签名识别信息等内容随着业务工作的调整相对来说比较容易发生变化，如果都写进质量手册，对于采用纸质文件管理的实验室来说，文件的频繁修订可能会造成过多的工作投入，可以考虑作为质量手册的附件或者人员管理等相关程序的附件来单独制订并控制，单独变更附件相比于修订或改版整个手册更为简便。

Q4. 文件的版本如何确定？是以文件汇编形式作为一版还是针对每一个文件进行版本排序？

A4：文件的版本是按一套管理体系文件还是按一类文件或者是按每个文件来编排没有固定的要求，可根据实验室自身的规模、组织架构、业务范围及文件的多少来定。对于规模大、组织架构复杂、业务面广、管理体系文件较多且变化较为频繁的实验室，每一个文件分别进行版本排序可能较为简便。

Q5. 如何建立规范实用的文件编号系统？（文件编号系统每个单位都不一样，尤其是记录表格。如果能够用自动流水顺序号控制，人为因素较多，也有一些随意性因素）

A5：文件的编号系统并没有固定的格式，由实验室根据自身的需求来制订，其根本原则是要保证文件编号的唯一性，若实验室拥有较好的文档查询管理系统，用流水号来控制也是可以的。在编号不要过于复杂的情况下尽量通过编号反馈文件的属性，药检系统常见的编号系统是实验室名称简写+文件代码（如M/P/SOP）+要素编号（不按要素编排的则没有）+版本号+文件序号/流水号。在编号命名时要考虑未来使用计算机检索的需求，编号名称中尽量不要出现中文和计算机系统规定不能用作文件名称的符号。举例两种记录表格的编号方式。

（1）记录格式文件：R-所链接文件的编号-流水号。R表示记录，所链接文件的编号是该记录直接相关的指程序文件或者SOP的编号，流水号用2位数表示，从01开始。

（2）记录表格及报告的编号由本实验室英文名称缩写、文件代码（F）、文件3位顺序号和上层文件（程序文件或作业指导书）编号组成，如ND**-F001-SOP04-P·5.4-1。

Q6. 质量计划是否也做成固定的文件格式？

A6：质量计划是指对特定的项目、产品（数据和结果）、过程或合同，规定由谁、何时以及应使用哪些程序和相关资源的文件。因所针对的目标的性质和范围不同，质量计划在形式和内容上也有很大的分别，如常见的内审工作计划、抽样检测计划以及比较复杂产品的检测项目质量计划，新检测项目开发研制计划等。对于如内审工作计划、仪器设备验证计划等文件，建议建立固定的质量记录格式模板，将文件中必不可少的信息栏目（例如计划年度、事项、审批签字栏等）设计成固定格式，可以保证计划制定的规范性及文件的协调一致性，也能够避免文件起草时遗漏关键信息。

Q7. 质量记录与技术记录如何区分？

A7：本书的“第三章 二、各类文件编制的格式和内容要求 4.记录格式”中介绍了质量记录和技术记录的区别。

Q8. 行政、财务等所内管理制度是否应该纳入管理体系文件中？

A8：认证准则和认可准则中均指明实验室应建立管理体系，并将其定义为“建立方针和目标并实现这些目标的体系”，这表明一个组织的管理体系可以包含多个体系，如质量管理体系、财务管理体系、环境管理体系等。依据认证认可准则建立的管理体系应包含质量管理、技术运作、行政管理三部分内容。因此与检验检测工作相关行政、财务的管理制度是属于管理体系文件，至于这类文件是否与检验检测管理体系文件整合到一起，关键要看实验室对这类文件的编制、审批和发布及有效性确认等方式是否与其他文件一致。药检系统目前存在将行政、财务、科研等内容全部纳入一套管理体系文件中的模式，也存在这类文件以公文的方式发布单独汇编的方式，两种方式各有优缺点，采取何种方式由实验室根据自身的情况选择。

Q9. 中检院能否按项目统一药品检验的原始记录？

A9：药检系统各实验室在业务范围、业务性质、工作流程等方面都存在差异，并且各自有各自的记录习惯，要将检验原始记录按项目统一规范一个模板暂时有困难的。本书“第三章 二、各类文件编制的格式和内容要求”中对检验原始记录应包含的内容作了介绍。后续若有课题组有兴趣也可以来承担这项工作。

Q10. 现在药检系统增加了食品检验任务，质量体系文件如何更好更简便地融合增加食品检验的相关要素？

A10：如何增加食品检验的相关文件，没有固定的模式，可以单独制订食品检验的一系列文件也可以将食品检验的内容融合到药品检验中，仅将食品检验的特殊条款单独列出。这应视实验室食品检验的规模以及食品检验与药品检验工作程序的差异度而定。例如，有的实验室仅增加少量的食品检验业务，但业务流程和模式均按药品检验的模式进行，那就可以用融合的方式；有的实验室是在机构改革中合并食品检验的一部分人员和业务，而原有食品检验业务与药品检验业务在运行模式差异较大，那也可以单独制订。

二、文件控制方面

Q11. 复印件是受控文件还是是非受控文件了？如何理解在检验室的受控标准的再次分发？据了解，受控文件的复印件在检验现场不能使用，必须重新受控吗？其他受控文件也是这样理解？

A11：受控文件与非受控文件的主要区别在于是否对该文件进行版本的有效性追踪。体现文件已受控的方式有很多，如盖受控章、颜色、编号或者指定电子文件区域等。对于受控文件若需要在多个作业现场分发纸质文件时（如仪器操作SOP、检测标准），可以采取复印/打印等方式，但应对此类复印/打印文件进行编号并做好登记，确保在需要对该类文件修订或作废时不会遗漏，防止使用无效或作废的文件。

Q12. 如何界定受控文件，尤其是在质保办的文件，应该是受控的，但并非都盖受控章。档案也不用盖受控章。上报认证认可部门的一、二级文件是否需要受控？

A12：受控文件与非受控文件在 Q11 题中已解答，对某些文件如档案、上报认证认可部门的文件、供查阅或其他途径使用的，若已不对其有效性进行追踪的，可作为非受控文件管理，但非受控文件应有明显的标识，如“非受控”标识、“参考资料”标识、“作废”标识等，以防止误用。

三、文件的修订与审核方面

Q13. **体系文件的定期审查，我们结合内审进行，是否需要设定成专门的要求？如何进行文件的定期审核？在什么时机进行审核且不增加工作量？**

A13：认可准则和 WHO GPPQCL 3.2c 中均有规定，为保证管理体系文件的持续适宜性并始终满足实验室对文件使用的要求，应定期对管理体系文件进行审核。管理体系文件是否适宜，主要看是否适宜于外部要求的变化和实验室内部要求的变化，前者是被动的，外部要求和标准发生了变化，管理体系文件必须要变；后者是主动的，是实验室的不断完善和改进。内部审核是验证实验室运作持续符合管理体系和相关准则的要求，侧重于符合性的审核，与文件的定期审核目的有所不同，不能完全替代。本书的“第四章　二、文件控制的流程和各环节工作要求　10.文件的定期审核”做了相关内容的介绍。

Q14. **关于体系文件的改版，我们是这样描述的：“当工作类型、范围和工作量发生较大变化，如实验室迁移，评审准则、《质量手册》与现有管理体系不相适应时，《质量手册》应予改版”，近期的 CL09 实施，按要求可以改版，但是我们的文件已经 8 版了，改版频次有些多，评审时，专家的认识也不一致，有的认为可以是修订，可以不换版。**

A14：对于管理体系文件的修改采取换版还是修订的问题，在相关的认证认可要求中并无特别规定，但无论是换版还是修订均应做到版本控制，保证文件的现行有效。实验室应该可以采用适合自身体系运行情况的版本控制形式，可以结合文件的定期审核定期对管理体系文件进行换版，也可按题中指出的当出现重大变化时进行换版。

Q15. **管理体系文件需要定期审查，如质量手册、程序文件需换版，那么三级文件 SOP 和四级文件表格是否需要同步升级？仪器没有更换，其 SOP 需升级吗？也就是说内容无须变化，版本需要变化吗？**

A15：下层文件是否要因上层文件换版同步换版取决于管理体系文件版本定义的方式，是按管理体系文件统一版本还是按每个文件单独定义版本（Q4 有提及），若是按管理体系文件统一版本的方式，即便下层文件内容未发生变化也应随其他文件换版而一并换版。

Q16. **如何解决受控纸质文件修订后（指较广范围的修订）更换不方便的问题？**

A16：采用纸质载体文件受控发放系统，在文件发生变更后，对已经发放的纸质副本进行回收并更新是必不可少的工作。随着药检实验室业务范围的扩大，检验检测能力不断增加，管理体系文件也一定会相应增多，采用传统的纸质载体文件控制，在文件发放回收的环节上确实会过多的消耗人力物力，并且很有可能由于人力不足而造成回收/发放的滞后的问题。根本的解决办法是由传统的纸质载体文件控制系统转化为电子载体文件控制系统，利用计算机技术实现对电子载体文件的受控发布发放。如果实验室尚不具备实施文件电子化管理的条件，单独依靠质量管理部门对所有体系文件进行发放回收的工作负担确实较重，并且很难保证工作效果和效率，建议在各个文件使用部门设立文件管理员，在领用文件时由文件管理员到质量管理部门统一领用本部门所需要的文件，在其所在部门内部进行发放并做发放登记，文件回收时同样由各部门文件管理员对本部门作废文件进行回收后再统一交回质量管理部门，将任务分解之后每个责任人的工作量也相对较轻，比较利于有效执行。

四、电子文件

Q17. 电子化的管理体系文件如何控制？做到只读，不可打印是否可行？另外，受控编号、受控章如何加盖？

A17：对于电子载体的管理体系文件，最佳的控制方法是建立一个管理体系电子文件控制的软件系统，合理设计软件功能，借助技术手段对文件生命周期中的各个环节，对文件起草、审核、批准、培训宣贯、生效发放、使用、定期审核、修订、废止、存档及作废文件销毁等进行有效控制。本书“第五章 电子化文件控制”做了详细的介绍。电子化的管理体系文件若能做到不可下载或打印但同时又方便查询和使用当然能较好地控制文件的有效性，但实际工作中类似记录表格和仪器操作 SOP 等文件往往需要打印，如果实验室对部分文件采用纸质载体方式发放，那么对于这部分文件的控制仍需要遵守纸质文件受控发放的各项控制要求，文件的发放回收要建立记录，文件变更后要及时从作业现场回收旧文件，替换新文件，发放的纸张件上一般要有受控编号、受控标识和持有人等信息标识。

Q18. 本单位现在处于纸质文件与电子文件的转换阶段，今后作废的电子文件如何处置？是否应该有统一的要求？

A18：由纸质文件控制系统转换成电子文件控制系统，实验室应建立规范电子文件管理的相关文件规定，明确对电子文件控制的要求、工作职责及工作流程。在转换阶段，应制订好转换期间的工作计划，是一次性将所有纸质文件都转化成电子版还是分期分批进行，已经发放使用的纸质文件副本在什么时间内回收、销毁完毕等事项都应事先做出规划。本书“第五章 三、管理体系文件电子化控制系统的基本功能要求”介绍了电子文件作废流程，作废后的电子文件及其打印件应及时从电子文件受控（发布）的区域/系统和作业现场上撤销或放置到指定区域，以防止误用，实验室应保留文件作废审批记录和作废文件的电子档案。

Q19. 如何做好管理体系文件的电子化管理？提供一个好的电子文件控制程序模板。

A19：要做好现管理体系文件电子化管理，最佳的办法是开发建立一个管理体系文件电子化控制软件系统，实现对文件整个生命周期的管理自动化，利用计算机技术对实验室管理体系文件生命周期中的各个环节，包括：对文件起草、审核、批准、培训宣贯、生效发放、使用、定期审核、修订、废止、存档及作废文件销毁等进行控制。电子化控制系统的功能设计应以实验室制订的《文件控制程序》中的相关规定与要求为基础。本书“第五章　电子化文件控制”详细介绍了实验室设计开发管理体系文件电子化控制系统的工作流程和注意事项，以及系统应实现的主要功能以供参考。本书“第六章　文件控制相关管理文件编写示例”提供了《电子信息控制程序》及《质量体系文件电子化控制操作规范》的书写实例，可以作为参考。

Q20. 在没有实现实验室信息管理系统（LIMS）信息化管理系统前如何有效地管理质量体系文件的受控电子版？

A20：实验室信息管理系统（LIMS）是将以数据库为核心的信息化技术与实验室管理需求相结合的信息化管理工具。若暂时未能实现 LIMS 系统或者 LIMS 系统中未包含管理体系文件模块内容时，可以单独建设一个管理体系文件电子化控制软件系统，在 Q19 中对这个系统有所介绍，若暂无该软件系统，仅有电子文件的发布控制，而未对整个管理体系文件实施电子化控制时，则应同时满足纸质文件和电子文件受控的要求，在本书的第四章和第五章有详细介绍。

五、外来文件

Q21. 技术文件的管理，如标准管理如何更规范、简便、实用？

A21：技术文件特别是技术标准的及时获得和有效性确认是技术文件管理的核心。实验室可以建立常用技术标准数据库，最少应建立技术标准目录，方便标准的收集、查询及更新管理。实验室应积极主动去获得技术标准，本书“第四章　二、文件控制的流程和各环节工作要求　3. 外来文件的收集”介绍了实验室收集外部技术标准的途径。实验室应保持对技术标准进行追踪查新，通过多种形式不定期核查技术标准的最新版本，以确保技术标准库的有效性。实验室还应定期整理过期和作废的标准，如有需要留用也应做好标记，及时完善技术标准数据库。

Q22. 受控文件，如质量标准等，如何能在不同实验室之间共享？

A22：文件受控的目的是为了防止使用无效或者作废的标准，因此文件的受控是针对使用标准的实验室而言，在不同的实验室内共享受控的质量标准介乎于不同实验室是否能够互相确认来自对方受控的标准本实验室给予充分的信任，可以直接使用，否则就应该当作外来文件重新确认标准的有效性。另外，无论何种途径获得的标准，一定进入了本实验室标准库，就应该进行定期的核查，以确保标准的持续有效。

Q23. 每年标准更新时，有些标准（如部颁标准）无法在情报所或网上查新怎么办？

A23：对药品颁布标准的更新可以通过积累本实验室技术标准数据库的方式，逐步完善。一般情况时当需要使用时方去索取，或收到国家局转发的标准时再去更新技术标准数据库。若需要使用且无法确认标准是否为现行有效时，可以通过向国家局、药品生产企业所在药监局、省级药品检验机构或中检院索取标准，若以上途径均无法获得，也可以向企业索取标准（一般要求企业提供原件）。

Q24. 药品检验有些质量标准无法获得，通过向生产厂商索取的标准合法性、有效性如何认定？

A24：原则上技术标准应向标准的发布（出版）部门索取（购买），以确保标准的来源可靠，内容准确。当不可行时，可参考 Q23 中提及的向有关监管部门或系统内药品检验机构索取。除非所承担的检验工作需要向生产企业保密，也可向生产企业索取，但向企业索取技术标准应确保技术标准的有效和准确，检验机构应通过查询有关数据库或要求生产企业提供技术标准原件等方式来确认标准的准确有效，在向生产企业索取标准时还应注意保护客户机密。

附录2　药检系统实验室常用外部文件及获取渠道

药检实验室常用外部文件及其获取渠道统计表［全部管理体系（多领域）］

标准名称	标准类型	发布机构	发布形式	收集、查新渠道
中华人民共和国采购法	法律	全国人大（中华人民共和国主席令第68号；自2003年1月1日起施行）	纸质、电子	http://www.gov.cn
中华人民共和国档案法	法律	全国人大（中华人民共和国主席令第71号；自1996年7月5日起施行）	纸质、电子	http://www.gov.cn
中华人民共和国固体废物污染环境防治法	法律	全国人大（中华人民共和国主席令第58号；自1996年4月1日施行）	纸质、电子	http://www.gov.cn
中华人民共和国产品质量法	法律	全国人大（中华人民共和国主席令第33号；自2000年9月1日起施行）	纸质、电子	http://www.gov.cn
中华人民共和国保守国家秘密法	法律	全国人大（中华人民共和国主席令第28号；自2010年10月1日起施行）	纸质、电子	http://www.gov.cn
中华人民共和国电子签名法	法律	全国人大（中华人民共和国主席令第18号；自2005年4月1日起施行）	纸质、电子	http://www.gov.cn
中华人民共和国劳动法	法律	全国人大（中华人民共和国主席令第28号；自1995年1月1日起施行）	纸质、电子	http://www.gov.cn

续表

标准名称	标准类型	发布机构	发布形式	收集、查新渠道
中华人民共和国劳动合同法	法律	全国人大（中华人民共和国主席令第 65 号；自 2008 年 1 月 1 日起施行）	纸质、电子	http://www.gov.cn
中华人民共和国计量法	法律	全国人大（中华人民共和国主席令第 28 号；自 1986 年 7 月 1 日起施行）	纸质、电子	http://www.gov.cn
中华人民共和国标准化法	法律	全国人大（中华人民共和国主席令第 78 号；自 2008 年 1 月 1 日起施行）	纸质、电子	http://www.gov.cn
中华人民共和国特种设备安全法	法律	全国人大（中华人民共和国主席令第 4 号；自 2014 年 1 月 1 日起施行）	纸质、电子	http://www.gov.cn
中华人民共和国传染病防治法	法律	全国人大（中华人民共和国主席令第 17 号；自 2004 年 12 月 1 日起施行）	纸质、电子	http://www.gov.cn
中华人民共和国认证认可条例	行政法规	国务院（国务院令第 390 号；自 2003 年 11 月 1 日起施行）	纸质、电子	http://www.gov.cn
中华人民共和国招标投标法实施条例	行政法规	国务院（国务院第 183 次常务会议通过；自 2012 年 2 月 1 日起施行）	纸质、电子	http://www.gov.cn
易制毒化学品管理条例	行政法规	国务院（国务院令第 445 号；自 2005 年 11 月 1 日起施行）	纸质、电子	http://www.gov.cn
病原微生物实验室生物安全管理条例	行政法规	国务院（国务院令第 424 号；自 2004 年 11 月 12 日起施行）	纸质、电子	http://www.gov.cn
危险化学品安全管理条例	行政法规	国务院（国务院令第 591 号；自 2011 年 12 月 1 日起施行）	纸质、电子	http://www.gov.cn
废弃危险化学品污染环境防治办法	部门规章	国家环境保护总局（国家环境保护总局令第 27 号；自 2005 年 10 月 1 日起施行）	纸质、电子	http://www.gov.cn

续表

标准名称	标准类型	发布机构	发布形式	收集、查新渠道
检验检测机构资质认定管理办法	部门规章	国家质量监督检验检疫总局（国家质量监督检验检疫总局令第163号；自2015年8月1日起施行）	纸质、电子	http://www.gov.cn
认证证书和认证标志管理办法	部门规章	国家质量监督检验检疫总局（国家质量监督检验检疫总局令第63号；自2004年8月1日起施行）	纸质、电子	http://www.gov.cn
产品质量监督抽查管理办法	部门规章	国家质量监督检验检疫总局（国家质量监督检验检疫总局令第133号；自2011年2月1日起施行）	纸质、电子	http://www.gov.cn
计量基准管理办法	部门规章	国家质量监督检验检疫总局（国家质量监督检验检疫总局令第94号；自2007年7月10日起施行）	纸质、电子	http://www.gov.cn
标准物质管理办法	部门规章	国家质量监督检验检疫总局计量司（自1987年7月10日实施）	纸质、电子	http://jls.aqsiq.gov.cn
国家科技计划实施中科研不端行为处理办法（试行）	部门规章	2007年1月1日科学技术部发布（科学技术部令第11号；自2007年1月1日起施行）	纸质、电子	http://www.most.gov.cn
中华人民共和国强制检定的工作计量器具检定管理办法	部门规章	国务院计量行政部门（自1987年7月1日起施行）	纸质、电子	http://www.aqsiq.gov.cn
医疗卫生机构医疗废物管理办法	部门规章	卫生部（卫生部令第36号；自2003年8月14日实施）	纸质、电子	http://www.nhfpc.gov.cn
医疗废物专用包装物、容器的标准和警示标识的规定	部门规章	国家环境保护总局（环发〔2003〕188号；自2003年11月20日实施）	纸质、电子	http://www.gov.cn
检验检测机构资质认定评审准则	认证准则	国家认证认可监督管理委员会	电子	http://www.cnca.gov.cn

续表

标准名称	标准类型	发布机构	发布形式	收集、查新渠道
认可标识使用和认可状态声明规则	通用认可规则	中国合格评定国家认可委员会	电子	http://www.cnas.org.cn
公正性和保密规则	通用认可规则	中国合格评定国家认可委员会	电子	http://www.cnas.org.cn
申诉、投诉和争议处理规则	通用认可规则	中国合格评定国家认可委员会	电子	http://www.cnas.org.cn
实验室认可规则	认可规则	中国合格评定国家认可委员会	电子	http://www.cnas.org.cn
能力验证规则	认可规则	中国合格评定国家认可委员会	电子	http://www.cnas.org.cn
实验室和检验机构认可收费管理规则	认可规则	中国合格评定国家认可委员会	电子	http://www.cnas.org.cn
检测和校准实验室能力认可准则	认可准则	中国合格评定国家认可委员会	电子	http://www.cnas.org.cn
CNAS-CL01《检测和校准实验室能力认可准则》应用要求	认可应用准则	中国合格评定国家认可委员会	电子	http://www.cnas.org.cn
测量结果的溯源性要求	认可应用准则	中国合格评定国家认可委员会	电子	http://www.cnas.org.cn
测量不确定度的要求	认可应用准则	中国合格评定国家认可委员会	电子	http://www.cnas.org.cn
内部校准要求	认可应用准则	中国合格评定国家认可委员会	电子	http://www.cnas.org.cn
检测和校准实验室能力认可准则在非固定场所外检测活动中的应用说明	认可应用准则	中国合格评定国家认可委员会	电子	http://www.cnas.org.cn

续表

标准名称	标准类型	发布机构	发布形式	收集、查新渠道
检测和校准实验室能力认可准则在微生物检测领域的应用说明	认可应用准则	中国合格评定国家认可委员会	电子	http://www.cnas.org.cn
检测和校准实验室能力认可准则在化学检测领域的应用说明	认可应用准则	中国合格评定国家认可委员会	电子	http://www.cnas.org.cn
检测和校准实验室能力认可准则在基因扩增检测领域的应用说明	认可应用准则	中国合格评定国家认可委员会	电子	http://www.cnas.org.cn
检测和校准实验室认可能力范围表述说明	认可说明	中国合格评定国家认可委员会	电子	http://www.cnas.org.cn
中华人民共和国药典	技术标准	国家药典会发布	纸质	购买 http://www.chp.org. cn
英国药典（BP）	技术标准	英国药典委员会	纸质、电子	购买 http://www.pharmacopoeia.org.uk
美国药典/国家处方集（USP/NF）	技术标准	美国药典委员会	纸质、电子	购买 http://www.usp.org
欧洲药典（Ph.Eup）	技术标准	欧洲药典委员会	纸质、电子	购买 https://www.edqm. eu
日本药典（JP）	技术标准	由日本药局方编辑委员会编纂，日本厚生省颁布执行	纸质、电子	购买 http://jpdb.nihs.go.jp/ jp16e
国际药典（Ph.Int）	技术标准	世界卫生组织	纸质、电子	购买 www.who.int
ISO 国际标准	技术标准	ISO 国际标准化组织	纸质、电子	购买 https://www.iso.org/home.html
国家标准	技术标准	国家质量监督检验检疫总局 国家标准化管理委员会	纸质	购买 http://www.aqsiq.gov.cn http://www.csres.com

续表

标准名称	标准类型	发布机构	发布形式	收集、查新渠道
实验室 生物安全通用要求	技术标准	国家质量监督检验检疫总局 国家标准化管理委员会	纸质，电子	购买 http://www.aqsiq.gov.cn http://www.csres.com

药检实验室常见外部文件及其获取渠道统计表（药品检验检测）

标准名称	标准类型	发布机构	发布形式	收集、查新渠道
中华人民共和国药品管理法	法律	全国人大（中华人民共和国主席令第45号；自2001年12月1日起施行）	纸质、电子	http://www.gov.cn http://www.npc.gov.cn http://www.sda.gov.cn
中华人民共和国药品管理法施行条例	行政法规	国务院（国务院令第360号；自2001年12月1日起施行；2016年2月6日国务院第666号令修订，2017年4月1日起施行）	纸质、电子	http://www.gov.cn
医疗用毒性药品管理办法	行政法规	国务院（国务院令第23号；自1988年12月27日起施行）	纸质、电子	http://www.gov.cn
放射性药品管理办法	行政法规	国务院（国务院令第25号；自1989年4月29日起施行）	纸质、电子	http://www.gov.cn
反兴奋剂条例	行政法规	国务院（国务院令第398号；自2004年3月1日期施行）	纸质、电子	http://www.gov.cn
麻醉药品和精神药品管理条例	行政法规	国务院（国务院令第442号；自2005年11月1日起施行）	纸质、电子	http://www.gov.cn
卫生部药政局关于《医疗用毒性药品管理办法》的补充规定	部门规章	卫生部（卫药政发〔90〕第92号，自1990年5月11日起施行）	纸质、电子	http://www.gov.cn

续表

标准名称	标准类型	发布机构	发布形式	收集、查新渠道
食品药品安全事件防范应对规程（试行）	部门规章	国家食品药品监督管理总局（食药监应急〔2013〕128号；自2013年8月14日施行）	纸质、电子	http://www.sda.gov.cn
药品注册管理办法	部门规章	国家食品药品监督管理总局（国家食品药品监督管理总局令第28号；自2007年10月1日起施行）	纸质、电子	http://www.sda.gov.cn
药品经营质量管理规范	部门规章	国家食品药品监督管理总局（国家食品药品监督管理总局令第13号；自2015年5月18日起施行）	纸质、电子	http://www.sda.gov.cn
药品进口管理办法	部门规章	国家食品药品监督管理总局、中华人民共和国海关总署（国家食品药品监督管理总局、中华人民共和国海关总署令第4号；自2006年2月1日起施行）	纸质、电子	http://www.sda.gov.cn
药品类易制毒化学品管理办法	部门规章	卫生部（卫生部令第72号，自2010年5月1日起施行）	纸质、电子	http://www.sda.gov.cn
进口药材管理办法（试行）	部门规章	国家食品药品监督管理总局（国家食品药品监督管理总局令第22号；自2006年2月1日起施行）	纸质、电子	http://www.sda.gov.cn
进口药材抽样规定	部门规章	国家食品药品监督管理总局（国食药监注〔2006〕242号；自2006年7月15日起施行）	纸质、电子	http://www.sda.gov.cn
药品说明书和标签管理规定	部门规章	国家食品药品监督管理总局（国家食品药品监督管理总局令24；自2006年6月1日起施行）	纸质、电子	http://www.sda.gov.cn
医疗机构制剂注册管理办法（试行）	部门规章	国家食品药品监督管理总局（国家食品药品监督管理总局令20；自2005年8月1日起施行）	纸质、电子	http://www.sda.gov.cn

续表

标准名称	标准类型	发布机构	发布形式	收集、查新渠道
药品质量抽查检验管理规定	部门规章	国家食品药品监督管理总局（国食药监注〔2006〕379 号；自 2006 年 7 月 21 日起施行）	纸质、电子	http://www.sda.gov.cn
药品检验所实验室质量管理规范（试行）	部门规章	国家食品药品监督管理总局（国药管注〔2000〕403 号；自 2000 年 9 月 12 日施行）	纸质、电子	http://www.sda.gov.cn
国家药品标准物质管理办法	管理规范	中国食品药品检定研究院	纸质、电子	http://www.nifdc.org.cn
新药转正标准	技术标准	中华人民共和国卫生部药典委员会	纸质	购买 http://www.chp.org. cn
国家药品标准化学药品地标升国标	技术标准	中华人民共和国卫生部药典委员会	纸质	购买 http://www.chp.org. cn
国家中成药标准汇编	技术标准	国家食品药品监督管理总局	纸质	购买 http://www.sda.gov. cn
卫生部药品标准	技术标准	中华人民共和国卫生部药典委员会	纸质	购买 http://www.chp.org. cn
药品检验补充检验方法和项目批准件汇编	技术标准	国家食品药品监督管理总局	纸质	购买 http://www.sda.gov. cn
国内药品散件标准	技术标准	国家食品药品监督管理总局	纸质	购买 http://www.sda.gov. cn
进口散件标准	技术标准	国家食品药品监督管理总局	纸质	购买 http://www.sda.gov. cn
进口药品复核标准汇编	技术标准	中国食品药品检定研究院	纸质	购买 www.nifdc.org.cn
地方药品标准	技术标准	各地方食品药品监督管理局	纸质	购买各地方食品药品监督管理局网站

药检实验室常见外部文件及其获取渠道统计表（生物制品检验检测）

标准名称	标准类型	发布机构	发布形式	收集、查新渠道
病原微生物实验室生物安全管理条例	行政法规	国务院（国务院令第424号；自2004年11月12日起施行）	纸质、电子	http://www.gov.cn
生物制品批签发管理办法	部门规章	国家食品药品监督管理总局（国家食品药品监督管理总局令第39号；自2018年2月1日起施行）	纸质、电子	http://www.sda.gov.cn
中国生物制品规程	技术标准	国家食品药品监督管理总局	纸质	购买 http://www.sda.gov. cn

药检实验室常见外部文件及其获取渠道统计表（食品及保健食品检验检测）

标准名称	标准类型	发布机构	发布形式	收集、查新渠道
中华人民共和国食品安全法	法律	全国人大（中华人民共和国主席令第9号；自2009年6月1日起施行）	纸质、电子	http://www.npc.gov.cn http://www.sda.gov.cn
中华人民共和国食品安全法实施条例	行政法规	国务院（国务院令第557号；自2009年7月20日起施行）	纸质、电子	http://www.gov.cn http://www.sda.gov.cn
国家食品安全事故应急预案	行政法规	国务院（自2011年10月5日起施行）	纸质、电子	http://www.gov.cn
食品药品安全事件防范应对规程（试行）	部门规章	国家食品药品监督管理总局（食药监应急（2013）128号；自2013年8月14日起施行）	纸质、电子	http://www.sda.gov.cn
餐饮服务食品检验机构管理规范	部门规章	国家食品药品监督管理总局（国食药监食〔2011〕372号；自2011年8月8日起施行）	纸质、电子	http://www.sda.gov.cn

续表

标准名称	标准类型	发布机构	发布形式	收集、查新渠道
《食品检验机构资质认定条件》	部门规章	国家食药监总局、国家认监委（食药监科〔2016〕106号；自2016年8月8日起施行）	纸质、电子	http://www.nhfpc.gov.cn
保健食品注册管理办法（试行）	部门规章	国家食品药品监督管理总局(国家食品药品监督管理局令第19号；自2005年7月1日起施行）	纸质、电子	http://www.sda.gov.cn
保健食品注册检验复核检验管理办法	部门规章	国家食品药品监督管理总局（国食药监许〔2011〕173号；自2011年4月11日起施行）	纸质、电子	http://www.sda.gov.cn
保健食品注册检验机构遴选管理办法	部门规章	国家食品药品监督管理总局（国食药监许〔2011〕174号；自2011年4月11日起施行）	纸质、电子	http://www.sda.gov.cn
保健食品注册检验复核检验规范	部门规章	国家食品药品监督管理总局（国食药监许〔2011〕173号；自2011年4月11日起施行）	纸质、电子	http://www.sda.gov.cn
国家标准之基础标准	技术标准	国家卫生和计划生育委员会	纸质、电子	购买 http://www.nhfpc.gov. cn
国家标准之食品原料及产品安全标准	技术标准	国家卫生和计划生育委员会	纸质、电子	购买 http://www.nhfpc.gov. cn
国家标准之食品添加剂标准	技术标准	国家卫生和计划生育委员会	纸质、电子	购买 http://www.nhfpc. gov. cn
国家标准之食品相关产品标准	技术标准	国家卫生和计划生育委员会	纸质、电子	购买 http://www.nhfpc. gov. cn
国家标准之检验方法与规程	技术标准	国家卫生和计划生育委员会	纸质、电子	购买 http://www.nhfpc. gov. cn
国家标准之食品生产经营过程卫生技术标准	技术标准	国家卫生和计划生育委员会	纸质、电子	购买 http://www.nhfpc.gov.cn

续表

标准名称	标准类型	发布机构	发布形式	收集、查新渠道
有色金属行业标准 YS	技术标准	工业和信息化部	纸质	购买 http://www.csres. com
医药行业标准 YY	技术标准	国家食品药品监督管理总局	纸质	http://www.sda.gov.cn
卫生行业标准 WS	技术标准	卫生部	纸质	购买 http://www.csres. com
水产行业标准 SC	技术标准	农业部	纸质	购买 http://www.csres. com
国内贸易行业标准 SB	技术标准	商务部	纸质	购买 http://www.csres. com
轻工行业标准 QB	技术标准	工业和信息化部	纸质	购买 http://www.csres. com
农业行业标准 NY	技术标准	农业部	纸质	购买 http://www.csres. com
林业行业标准 LY	技术标准	国家林业局	纸质	购买 http://www.csres. com
粮食行业推荐标准 LS	技术标准	国家粮食局	纸质	购买 http://www.csres. com
环境保护标准 HJ	技术标准	环境保护部	纸质	购买 http://bz.mep.gov.cn
化工行业标准 HG	技术标准	工业和信息化部	纸质	购买 http://www.csres. com
出入境检验检疫行业标准 SN	技术标准	国家质量监督检验检疫总局	纸质	购买 http://www.csres. com
保健食品检验与评价技术规范 2003	技术规范	卫生部	纸质、电子	http://www.nhfpc.gov.cn

药检实验室常见外部文件及其获取渠道统计表（化妆品检验检测）

标准名称	标准类型	发布机构	发布形式	收集、查新渠道
化妆品卫生监督条例	部门规章	卫生部（卫生部令第3号；自1990年1月1日起施行）	纸质、电子	http://www.nhfpc.gov.cn
化妆品卫生监督条例施行细则	部门规章	卫生部（卫生部令第13号；自1991年3月27日起施行）	纸质、电子	http://www.nhfpc.gov.cn
化妆品行政许可检验规范	部门规章	国家食品药品监督管理总局（国食药监许〔2010〕82号；自2010年2月11日起施行）	纸质、电子	http://www.sda.gov.cn
化妆品行政许可检验机构资格认定管理办法	部门规章	国家食品药品监督管理总局（国食药监许〔2010〕83号；自2010年2月11日起施行）	纸质、电子	http://www.sda.gov.cn
化妆品行政许可检验管理办法	部门规章	国家食品药品监督管理总局（国食药监许〔2010〕82号；自2010年2月11日起施行）	纸质、电子	http://www.sda.gov.cn
非特殊用途化妆品备案管理办法	部门规章	国家食品药品监督管理总局（国食药监许〔2011〕181号；自2011年10月1日起施行）	纸质、电子	http://www.sda.gov.cn
化妆品行政许可检验机构资格认定规范	部门规章	国家食品药品监督管理总局（国食药监许〔2010〕83号；自2010年2月11日起施行）	纸质、电子	http://www.sda.gov.cn
进出口化妆品检验检疫监督管理办法	部门规章	国家质量监督检验检疫总局（总局令第143号；自2012年2月1日起施行）	纸质、电子	http://www.aqsiq.gov.cn
化妆品标识管理规定	部门规章	国家质量监督检验检疫总局（总局令第100号；自2008年9月1日起施行）	纸质、电子	http://www.aqsiq.gov.cn
国家标准 GB	技术标准	国家质量监督检验检疫总局、卫生部等	纸质	购买 http://www.csres.com

续表

标准名称	标准类型	发布机构	发布形式	收集、查新渠道
有色金属行业标准 YS	技术标准	工业和信息化部	纸质	购买 http://www.csres.com
医药行业标准 YY	技术标准	国家食品药品监督管理总局	纸质	购买 http://www.sda.gov.cn
卫生行业标准 WS	技术标准	卫生部	纸质	购买 http://www.csres.com
水产行业标准 SC	技术标准	农业部	纸质	购买 http://www.csres.com
国内贸易行业标准 SB	技术标准	商务部	纸质	购买 http://www.csres.com
轻工行业标准 QB	技术标准	工业和信息化部	纸质	购买 http://www.csres.com
农业行业标准 NY	技术标准	农业部	纸质	购买 http://www.csres.com
林业行业标准 LY	技术标准	国家林业局	纸质	购买 http://www.csres.com
粮食行业推荐标准 LS	技术标准	国家粮食局	纸质	购买 http://www.csres.com
环境保护标准 HJ	技术标准	环境保护部	纸质	购买 http://www.csres.com
化工行业标准 HG	技术标准	工业和信息化部	纸质	购买 http://www.csres.com
出入境检验检疫行业标准 SN	技术标准	国家质量监督检验检疫总局	纸质	购买 http://www.csres.com
化妆品安全技术规范	技术规范	国家食品药品监督管理总局（自 2016 年 12 月 1 日起施行）	纸质、电子	http://www.sda.gov.cn

药检实验室常见外部文件及其获取渠道统计表（药用辅料及包装材料检验检测）

标准名称	标准类型	发布机构	发布形式	收集、查新渠道
直接接触药品的包装材料和容器管理办法	部门规章	国家食品药品监督管理总局（国家食品药品监督管理局令第 13 号；自 2004 年 7 月 20 日起施行）	纸质、电子	http://www.sda.gov.cn
《国家食品药品监督管理局直接接触药品的包装材料和容器标准汇编》（YBB）	技术标准	国家食品药品监督管理总局	纸质、电子	http://www.sda.gov.cn
国家标准（GB）	技术标准	国家质量监督检验检疫总局	纸质	购买 http://www.csres.com

药检实验室常见外部文件及其获取渠道统计表（医疗器械检验检测）

标准名称	标准类型	发布机构	发布形式	收集、查新渠道
医疗器械监督管理条例	行政法规	国务院（国务院令第 650 号；自 2014 年 6 月 1 日起施行）	纸质、电子	http://www.gov.cn
医疗器械注册管理办法	部门规章	国家食品药品监督管理总局（国家食品药品监督管理总局令第 4 号；自 2014 年 10 月 1 日起施行）	纸质、电子	http://www.sda.gov.cn
体外诊断试剂注册管理办法	部门规章	国家食品药品监督管理总局（国家食品药品监督管理总局令第 5 号；自 2014 年 10 月 1 日起施行）	纸质、电子	http://www.sda.gov.cn

续表

标准名称	标准类型	发布机构	发布形式	收集、查新渠道
医疗器械分类规则	部门规章	国家食品药品监督管理总局（国家食药监督管理总局令第 15 号；自 2016 年 1 月 1 日起施行）	纸质、电子	http://www.sda.gov.cn
《实验室能力认可准则在医疗器械检测领域的应用说明》	认可应用准则	中国合格评定国家认可委员会	电子	http://www.cnas.org.cn
《检测和校准实验室能力认可准则在电气检测领域应用说明》	认可应用准则	中国合格评定国家认可委员会	电子	http://www.cnas.org.cn
《检测和校准实验室能力认可准则在电磁兼容检测领域的应用说明》	认可应用准则	中国合格评定国家认可委员会	电子	http://www.cnas.org.cn
《检测和校准实验室能力认可准则在软件检测领域的应用说明》	认可应用准则	中国合格评定国家认可委员会	电子	http://www.cnas.org.cn
《检测和校准实验室能力认可准则在金属材料检测领域的应用说明》	认可应用准则	中国合格评定国家认可委员会	电子	http://www.cnas.org.cn
医疗器械检验国家标准 GB	技术标准	国家标准化管理委员会	纸质、电子	购买 http://www.sac.gov.cn
医疗器械检验行业标准 YY	技术标准	国家食品药品监督管理总局	纸质、电子	http://www.sda.gov.cn
医疗器械生产企业产品标准 YZB	技术标准	国家食品药品监督管理总局	纸质、电子	http://www.sda.gov.cn

药检实验室常见外部文件及其获取渠道统计表（实验动物饲养、繁殖、使用及检验检疫）

标准名称	标准类型	发布机构	发布形式	收集、查新渠道
中华人民共和国动物防疫法	法律	全国人大（中华人民共和国主席令第 71 号；自 2008 年 1 月 1 日起开始施行）	纸质、电子	http://www.gov.cn http://www.lascn.net

续表

标准名称	标准类型	发布机构	发布形式	收集、查新渠道
中华人民共和国野生动物保护法	法律	全国人大（中华人民共和国主席令第47号；自2017年1月1日起开始施行）	纸质、电子	http://www.gov.cn http://www.lascn.net
实验动物管理条例	行政法规	国家科学技术委员会（国家科学技术委员会令第2号；1988年11月4日起施行；2016年2月6日国务院第666号令第三次修订，自2017年3月1日起施行）	纸质、电子	http://www.gov.cn http://www.lascn.net
各地方实验动物管理条例、办法等	地方法规	各省人民代表大会常务委员会	纸质、电子	http://www.chinalaw.gov.cn http://www.lascn.net
实验动物质量管理办法	部门规章	国家科学技术委员会（国科发财字〔1997〕593号；自1997年12月11日施行）	纸质、电子	http://www.most.gov.cn http://www.lascn.net
实验动物许可证管理办法（试行）	部门规章	科学技术部、卫生部、教育部、农业部、国家质量监督质量检验检疫总局、国家中医药管理局、中国人民解放军总后勤部卫生部（国科发财字〔2001〕545号；自2002年1月1日起施行）	纸质、电子	http://www.most.gov.cn http://www.lascn.net
国家实验动物种子中心管理办法	部门规章	科学技术部（国科发财字〔1998〕174号；自1998年5月12日起施行）	纸质、电子	http://www.most.gov.cn http://www.lascn.net
关于善待实验动物的指导性意见	部门规章	科学技术部（国科发财字〔2006〕398号；自2006年9月30日起施行）	纸质、电子	http://www.most.gov.cn http://www.lascn.net
国家重点保护野生动物驯养繁殖许可证管理办法	部门规章	国家林业局（国家林业局令第37号；自2015年4月30日起施行）	纸质、电子	http://www.forestry.gov.cn

续表

标准名称	标准类型	发布机构	发布形式	收集、查新渠道
各地方实验动物管理条例配套的管理文件，如《北京市实验动物质量检测工作管理办法》、《北京市实验动物从业人员健康体检管理办法》等	地方部门规章	各地方科委或科技厅	纸质、电子	各地方科委或科技厅网站 http://www.lascn.net
实验动物饲养和使用机构认可规则	认可规则	中国合格评定国家认可委员会	电子	http://www.cnas.org.cn
实验动物饲养和使用机构质量和能力认可准则	认可准则	中国合格评定国家认可委员会	电子	http://www.cnas.org.cn
检测和校准实验室能力认可准则在动物检疫领域的应用说明	认可应用准则	中国合格评定国家认可委员会	电子	http://www.cnas.org.cn
检测和校准实验室能力认可准则在实验动物检测领域的应用说明	认可应用准则	中国合格评定国家认可委员会	电子	http://www.cnas.org.cn
检验检测国家标准	技术标准	国家质量监督检验检疫总局/ 国家质量监督检验检疫总局 国家标准化管理委员会	纸质	购买 http://www.aqsiq.gov.cn http://www.csres.com
实验动物机构　质量和能力的通用要求	技术标准	国家质量监督检验检疫总局 国家标准化管理委员会	纸质，电子	购买 http://www.aqsiq.gov.cn
实验动物　饲料生产	技术标准	国家质量监督检验检疫总局 国家标准化管理委员会	纸质，电子	购买 http://www.aqsiq.gov.cn
实验动物　质量控制要求	技术标准	国家质量监督检验检疫总局 国家标准化管理委员会	纸质，电子	购买 http://www.aqsiq.gov.cn
实验动物　引种技术规程	技术标准	国家质量监督检验检疫总局 国家标准化管理委员会	纸质，电子	购买 http://www.aqsiq.gov.cn

续表

标准名称	标准类型	发布机构	发布形式	收集、查新渠道
实验动物 动物实验通用要求	技术标准	国家质量监督检验检疫总局 国家标准化管理委员会	纸质，电子	购买 http://www.aqsiq.gov.cn
实验动物 福利伦理审查指南	技术标准	国家质量监督检验检疫总局 国家标准化管理委员会	纸质，电子	购买 http://www.aqsiq.gov.cn
猕猴属实验动物人工饲养繁育技术及管理标准	技术标准	国家林业局	纸质，电子	购买 http://www.forestry.gov. cn
进出境实验动物现场检疫监管规程	技术标准	国家质量监督检验检疫总局	纸质，电子	购买 http://www.aqsiq.gov.cn
实验动物饲养、运输、使用过程中的动物福利规范	技术标准	国家质量监督检验检疫总局	纸质，电子	购买 http://www.aqsiq.gov.cn
实验动物设施建筑技术规范	技术标准	住房和城乡建设部 国家质量监督检验检疫总局	纸质，电子	购买 http://www.mohurd.gov. cn
进境非人灵长类实验动物指定隔离场建设规范	技术标准	国家质量监督检验检疫总局	纸质，电子	购买 http://www.aqsiq.gov.cn
地方标准	技术标准	地方质量技术监督局	纸质	购买 http://www.csres.com

药检实验室常见外部文件及其获取渠道统计表［洁净室（区）环境检测］

标准名称	标准类型	发布机构	发布形式	收集、查新渠道
化妆品生产企业卫生规范	部门规章	卫生部（卫监督发〔2007〕177 号；2008 年 1 月 1 日起施行）	纸质、电子	http://www.nhfpc.gov.cn

续表

标准名称	标准类型	发布机构	发布形式	收集、查新渠道
生物安全实验室建筑技术规范（国家标准）	技术标准	住房和城乡建设部 国家质量监督检验检疫总局	纸质、电子	http://www.mohurd.gov.cn http://www.csres.com
实验动物设施建筑技术规范（国家标准）	技术标准	住房和城乡建设部 国家质量监督检验检疫总局	纸质、电子	http://www.mohurd.gov.cn http://www.csres.com
医院洁净手术部建筑技术规范（国家标准）	技术标准	住房和城乡建设部 国家质量监督检验检疫总局	纸质、电子	http://www.mohurd.gov.cn http://www.csres.com
洁净室施工及验收规范（国家标准）	技术标准	住房和城乡建设部 国家质量监督检验检疫总局	纸质、电子	http://www.mohurd.gov.cn http://www.csres.com
洁净厂房设计规范（国家标准）	技术标准	住房和城乡建设部 国家质量监督检验检疫总局	纸质、电子	http://www.mohurd.gov.cn http://www.csres.com
医药工业洁净厂房设计规范（国家标准）	技术标准	住房和城乡建设部 国家质量监督检验检疫总局	纸质、电子	http://www.mohurd.gov.cn http://www.csres.com
洁净厂房施工及质量验收规范（国家标准）	技术标准	住房和城乡建设部 国家质量监督检验检疫总局	纸质、电子	http://www.mohurd.gov.cn http://www.csres.com
食品工业洁净用房建筑技术规范（国家标准）	技术标准	住房和城乡建设部	纸质、电子	http://www.mohurd.gov.cn http://www.csres.com
通风与空调工程施工质量验收规范（国家标准）	技术标准	住房和城乡建设部	纸质、电子	http://www.mohurd.gov.cn http://www.csres.com
医药工业洁净室（区）浮游菌的测试方法（国家标准）	技术标准	国家质量监督检验检疫总局 国家标准化管理委员会	纸质、电子	http://www.aqsiq.gov.cn http://www.csres.com
医药工业洁净室（区）悬浮粒子的测试方法（国家标准）	技术标准	国家质量监督检验检疫总局 国家标准化管理委员会	纸质、电子	http://www.aqsiq.gov.cn http://www.csres.com

续表

标准名称	标准类型	发布机构	发布形式	收集、查新渠道
医药工业洁净室（区）沉降菌的测试方法（国家标准）	技术标准	国家质量监督检验检疫总局 国家标准化管理委员会	纸质、电子	http://www.aqsiq.gov.cn http://www.csres.com
高效空气过滤器（国家标准）	技术标准	国家质量监督检验检疫总局 国家标准化管理委员会	纸质、电子	http://www.aqsiq.gov.cn http://www.csres.com
空气过滤器（国家标准）	技术标准	国家质量监督检验检疫总局 国家标准化管理委员会	纸质、电子	http://www.aqsiq.gov.cn http://www.csres.com
洁净室及相关受控环境（国家标准）	技术标准	国家质量监督检验检疫总局 国家标准化管理委员会	纸质、电子	http://www.aqsiq.gov.cn http://www.csres.com
药品包装材料生产厂房洁净室（区）的测试方法（YBB）	技术标准	国家食品药品监督管理总局	纸质、电子	http://www.sfda.gov.cn http://www.csres.com
医用洁净工作台（行业标准）	技术标准	国家食品药品监督管理总局	纸质、电子	http://www.sfda.gov.cn http://www.csres.com
无菌医疗器械生产管理规范（行业标准）	技术标准	国家药品监督管理局	纸质、电子	http://www.sfda.gov.cn http://www.csres.com
II级生物安全柜（行业标准）	技术标准	国家药品监督管理局	纸质、电子	购买 http://www.sfda.gov.cn http://www.csres.com
洁净工作台（行业标准）	技术标准	住房和城乡建设部	纸质、电子	购买 http://www.mohurd.gov.cn http://www.csres.com